Canalisation oder Abfuhr?

Eine hygieinische Studie

von

Rud. Virchow.

(Separatabdruck aus Virchow's Archiv für pathologische Anatomie und Physiologie und für klinische Medicin. Fünfundvierzigster Band.)

Berlin.

Druck und Verlag von Georg Reimer.

1869.

Auf der diesjährigen Naturforscher-Versammlung und zwar in der Sitzung der Section für öffentliche Gesundheitspflege vom 19. September (Tagesblatt No. 5. S. 87), bei Gelegenheit einer Debatte über die Canalisation der Städte, hatte ich mich bemüht, der von anderer Seite aufgeworfenen Frage: Canalisation oder Abfuhr? die Thesis gegenüber zu stellen: Canalisation und Abfuhr. Freilich nicht in dem Sinne, dass ich überall und gleichzeitig sowohl Canalisation, als auch Abfuhr verlangte, sondern vielmehr so, dass ich für die grossen Städte als Regel die Canalisation, für kleinere Gemeinden als Regel die Abfuhr hinstellte, den anderen aber die Möglichkeit offen hielt, unter besonderen Bedingungen auch Beides neben einander zuzulassen.

Mein Vortrag ist in den beiden folgenden Sitzungen der Gegenstand vielfacher Angriffe gewesen. Da ich in der zweiten derselben nicht zum Worte gelangte, so verzichtete ich auf eine weitere Betheiligung an Verhandlungen, denen die wissenschaftliche Ruhe abging, und zwar um so lieber, als ich persönlich angegriffen worden war. Wenn ich jetzt die Feder ergreife, um meine Sache vor einem grösseren Publikum zu führen, so habe ich in Beziehung auf diese persönlichen Angriffe nur zweierlei zu bemerken. Erstens habe ich nie den Anspruch erhoben, in dieser Angelegenheit als Autorität zu gelten. Es war also sehr überflüssig, mich „als Autorität“ zu bekämpfen; ich hatte meine Gründe angegeben, und es hätte wohl genügen können, dieselben zu widerlegen, ohne dabei meine sonstigen Qualitäten zu untersuchen. Sodann war es unrichtig, meine Ansichten als schwankende zu bezeichnen. Wenn ich in meinen Bemerkungen „über die Canalisation von Berlin“ (1868. S. 54) erklärt habe, dass sich bei mir die Ueberzeugung immer mehr befestigt habe, wir werden nur bei einer systematischen Canalisation finanziell und gesundheitlich gut fahren, so konnte es doch nur einem oberflächlichen Zuhörer als ein Widerspruch oder als ein Schwanken erscheinen, dass ich in Dresden die Zweckmässigkeit der Abfuhr für die kleineren Gemeinden aufrecht hielt. Liegt es denn nicht klar zu Tage, dass meine früheren Erklärungen sich auf Berlin, also auf eine grosse Stadt beschränkten, und dass kein Widerspruch darin liegt, für eine kleine Gemeinde ein anderes System anzunehmen? Man erwäge, dass ich in jener Schrift (S. 51) ausdrücklich, selbst für Berlin, den lebhaften Wunsch ausgedrückt habe, man möge einen nennenswerthen Versuch mit der Abfuhr machen, dass ich also zu erkennen gegeben habe, ich hielte die Gründe gegen die Abfuhr noch nicht für so sicher und zweifellos, dass ich einen sofortigen Beschluss für ausschliessliche Canalisation zu unterstützen oder anzurathen mich für berechtigt erachtete.

Wenden wir uns nun zu der sachlichen Erörterung der Frage. Hier habe ich zunächst die Einseitigkeit zu beklagen, mit der man bestrebt ist, Voten für die Canalisation und gegen die Abfuhr (Tonnen- oder Kübelsystem u. s. w.) herbeizuführen, gleichsam als ob überall die Verhältnisse ganz gleich seien. Es gibt eine gewisse Zahl von Männern, die, gleichviel aus welchen Gründen, Berlin, Stettin, Danzig, Frankfurt a. M., Würzburg, genug eine Zahl ganz bestimmter grösserer Städte canalisirt zu sehen wünschen. Nun gut, darüber lässt sich ganz objectiv discutiren, und es könnte sich ergeben, dass etwas für Berlin vortrefflich ist, was für Stettin nicht passt, oder dass Danzig mit einer Einrichtung vorzugehen habe, die für Würzburg ungeeignet ist. Aber ich leugne, dass es eine objective Discussion ist, wenn man die Frage so stellt: sollen die Städte überhaupt canalisirt werden? Discutire man doch über die Canalisation derjenigen Städte, um welche es sich wirklich handelt, oder über die Canalisation gewisser Kategorien von Städten; das gibt eine ganz präcise Untersuchung. Aber discutire man nicht über die Canalisation aller Städte. Ein so allgemeines Votum wird verdächtig.

Wenn man Einrichtungen aufsucht, welche in allen Städten ausgeführt werden sollen, wie kann man sich dann der Untersuchung entziehen, ob nicht auch grosse Dörfer und Marktflecken ebenso zu behandeln seien? Ja, es kann mit Recht gefragt werden, ob nicht Dörfer überhaupt in die Betrachtung heranzuziehen sind. Cholera und Typhus, die man so gern anführt, kommen doch auch auf dem platten Lande, zuweilen sogar in recht schweren Epidemien vor; die Sterblichkeit unter der ländlichen Bevölkerung ist in vielen Gegenden unseres Vaterlandes ungleich grösser, als die der Stadtbewohner; Unreinlichkeit und Unsauberkeit, schlechte Luft und schlechtes Wasser sind in vielen Dörfern ungleich leichter nachzuweisen, als in vielen Städten. Will man allgemein gültige Erklärungen, so verlange ich, dass man das platte Land nicht vergesse, und wenn zugestanden werden muss, dass es wenigstens für Decennien, wenn nicht für viel längere Zeiträume völlig unmöglich ist, allen Dörfern zureichende Zufuhr guten Wassers und genügende Schwemmkanäle zu verschaffen, so wird man damit auch zugleich die Aufgabe der öffentlichen Gesundheitspflege anerkennen müssen, wenigstens für die vielleicht ziemlich lange Zwischenzeit, andere Wege der Entfernung der Auswurfsstoffe aufzusuchen, welche eine Bürgschaft für reine und gesundheitsgemässe Zustände von Luft, Wasser und Boden gewähren.

In England hat die grosse Sanitäts-Bewegung ihren Ausgang von der beunruhigenden Erfahrung genommen, dass die Sterblichkeit im ganzen Lande, namentlich in den Ackerbau-Distrikten um ein Bedeutendes geringer war, als in den Städten und namentlich in den grossen. Bei uns in Deutschland, zumal in Preussen, sind die Verhältnisse vielfach gerade umgekehrt. Die Sterblichkeit im ganzen Lande, und zwar gerade in ackerbauenden Provinzen, wie Ost- und Westpreussen, Posen und Pommern, ist höchst ungünstig gegenüber derjenigen in der Hauptstadt und in anderen grösseren Städten. Hat demnach die öffentliche Gesundheitspflege nicht die nähere Pflicht, den Ursachen der ländlichen Sterblichkeit nachzuforschen und sie zu vermindern? müssen wir nothwendig die Engländer copiren, die von ihren und nicht von unseren Erfahrungen aus ihre Gesetzgebung ausgebildet haben? Keine deutsche Schrift über die vorliegende Frage erscheint, ohne haarsträubende Dinge über die Unreinlichkeit von Berlin, den schrecklichen Zustand seiner Abtritte und Gossen zu erzählen. Aber ist denn nicht die grosse Mehrzahl unserer Dörfer in einem bei Weitem schlimmeren Zustande? Berlin ist trotz seiner Abtritte, Nachtstühle und Rinnsteine eine verhältnissmässig gesunde Stadt; grosse Stadtviertel gehören mit zu den gesundesten Wohnplätzen, welche überhaupt in Städten gefunden werden. Man sehe sich doch die Strassen und Höfe unserer Dörfer, die Misthaufen vor den Hausthüren und an den Brunnen, die Pfützen auf den Wegen und Plätzen, die nahe Verbindung der Ställe mit den Wohnhäusern an, und man muss zugestehen, dass hier mehr Unreinlichkeit, mehr Stagnation der Auswurfsstoffe, mehr Versumpfung des Bodens, mehr Gestank und Verpestung der Luft vorhanden ist, als in der Mehrzahl der Städte.

Von einer ernsthaften Gesundheitspflege verlange ich daher, dass sie ihr Auge sowohl auf Stadt, wie auf Land richte, und dass sie sich nicht anstelle, als seien Schwemmkanäle eine Panacee für Alles. Man kommt nicht über die Frage hinweg, was da zu thun sei, wo Schwemmkanäle nicht ausführbar sind, wo man also entweder dem Gruben- oder dem Tonnensystem oder irgend einem Compromiss zwischen beiden sich zuwenden muss. Nun ist darüber keine Meinungs-Verschiedenheit mehr, und ich werde am wenigsten eine solche anregen, dass die einfachen Gruben unzulässig sind. Es bleibt also genau genommen nur das Tonnen- oder Kübelsystem gegenüber den Schwemmkanälen. Wenigstens gestehe ich zu, dass das mit regelmässiger und schneller Abfuhr combinirte System gemeinsamer Sammelgruben, wie es die Herren Liernur und Krepp vertheidigen, in Beziehung auf seine practische Ausführbarkeit, namentlich auf Dichtigkeit seiner Verschlüsse, bis jetzt noch erhebliche Bedenken einflösst.

Es ist aber nicht bloss das platte Land mit seinen Flecken, Dörfern, Weilern, einzelnen Meierhöfen und Gütern, welches für die Anwendung eines Tonnen- oder Kübelsystems der Regel nach am meisten geeignet erscheint, sondern auch ein grosser Theil der kleinen und mittleren Städte, zumal diejenigen, welche im Ackerbau eine Hauptquelle des Erwerbes und der Nahrung finden. Hier braucht der einzelne Besitzer die von ihm, seiner Haushaltung und seinem Viehstande erzeugten Auswurfsstoffe, um seinem Lande den nöthigen Dünger zuzuführen. Er kann nicht angewiesen werden auf die Schwemmkanäle, deren Wasser bekanntlich höchstens zur Ueberrieselung von Grasflächen und nur im kleinsten Umfange und unter grosser Beschränkung zur Düngung von Gemüsefeldern verwendet werden darf. Mag man immerhin bei einzelnen grossen Städten über die landwirthschaftlichen Bedenken der Dung-Vergeudung unter

Hinweisung auf die höheren Gesichtspunkte der Gesundheitspflege und die stärkeren finanziellen Ausfälle bei der Abfuhr hinweggehen; man kann doch nicht die Benutzung der Auswurfsstoffe zur Befruchtung des Ackers überhaupt abschneiden.

Dass auch in kleineren Städten eine Canalisation mit Erfolg angewendet werden kann, lehren einzelne englische Beispiele. In dem letzten Berichte von John Simon wird eine Reihe von Städten mit 3500—10000 Einwohnern genannt, in welchen Spülanlagen ausgeführt sind, indess ist in der Mehrzahl der Fälle das System nicht in seiner ganzen Strenge angewendet. Auch ist wohl nicht zu übersehen, dass in England die Landwirthschaft in viel höherem Maasse der Viehzucht und dem entsprechend der Graserzeugung zugewendet ist, als dies in den meisten Gegenden von Deutschland der Fall ist und wahrscheinlich während einer längeren Zeit der Fall sein wird. Auch bei uns wird sich in Gegenden, deren Bevölkerung vorwiegend in der Grossindustrie Beschäftigung findet, das Bedürfniss anders stellen, als in den eigentlichen Ackerbau-Distrikten, und ich zweifle nicht, dass dort das Schwemmsystem mit grösserem Nutzen in Anwendung zu bringen ist. Gewisse rheinisch-westfälische Distrikte mögen vorzugsweise in dieser Richtung die Aufmerksamkeit der Gesundheitsbeamten verdienen. In den meisten anderen Gegenden dürfte aber die nicht abzuweisende Rücksicht auf die Dünger-Erzeugung dazu zwingen, Harn, Koth, Küchenabfälle, Mist u. s. f. sorgfältig zu sammeln und dem Erdboden direct zuzuführen.

Ich habe aber schon in meinem früheren Gutachten darauf aufmerksam gemacht, dass selbst in den grössten Städten, wie in Berlin, mit der Einführung der Schwemmkanäle die Angelegenheit der Städtereinigung nicht erledigt sein wird. Diese Städte sind keine abgeschlossenen Grössen, welche sich in dem einmal gegebenen Raume einfach einzurichten haben; sie wachsen mit jedem Jahre, zum Theil in kolossalem Maassstabe, und es ist unmöglich, fortwährend mit der Einführung der Schwemmkanäle gleichen Schritt zu halten. Es liesse sich dies selbst dann kaum ausführen, wenn der Anwachs sich stets in zusammenhängenden Massen, in dem Anbau ganzer Stadttheile vollzöge. Allein der Anwachs geschieht natürlich meist ganz zerstreut; neue Häuser und Häusergruppen erheben sich auf freiem Felde, getrennt von der bisherigen Stadtgrenze, oft in beträchtlichen Entfernungen. Wie soll es möglich sein, jedem solchen Hause, jeder solchen Gruppe sofort Schwemmkanäle und Wasserleitung zur Verfügung zu stellen? Hier wird, wenn auch nur für eine gewisse, immerhin vielleicht verhältnissmässig lange Zeit, ein anderes System in Anwendung kommen müssen, und wenn man die Gruben verbietet, was bleibt dann übrig, als Tonnen oder Kübel?

Ich gehe noch weiter. Wenn man in einer grossen Stadt Schwemmkanäle einführt, so werden nicht bloss Jahre, sondern vielleicht Jahrzehnte darüber hingehen, ehe das System fertig ist. Sollten während dieser Zeit die alten Verhältnisse unverändert fortbestehen? Und wenn nun wirklich ein Stadttheil nach dem anderen dem System der Schwemmkanäle eingefügt wird, gedenkt man dann die Hausbesitzer zu zwingen, sich sofort auf Water-Closets einzurichten und ihre Häuser umzubauen? Es handelt sich hier nicht bloss um eine eingreifende wirthschaftliche, sondern um eine sehr schwere finanzielle Umwälzung, bei der es höchst fraglich ist, ob die Gesetzgebung im Stande ist, zwangsweise durchzugreifen. In Berlin haben sich daher selbst die entschiedensten Anhänger des Schwemmsystems an den Gedanken gewöhnt, von einem Zwange gegen die Hausbesitzer abzusehen, indem sie hoffen, dass die überwiegenden Vortheile der Spülung allmählich von selbst dahin führen werden, dass die einzelnen Hausbesitzer ihre Einrichtungen dem allgemein angenommenen System anpassen.

Geht man auf diesen milderen Weg ein, so wird man doch schwerlich neben den Schwemmkanälen die alten Gruben fortbestehen lassen können. Man wird den Hausbesitzern Einrichtungen vorschreiben müssen, welche so lange, als sie noch nicht ihre gesammten Hausabfälle den Schwemmkanälen zuführen, zu erhalten sind, — Einrichtungen, bei denen die Gesundheit der Hausbewohner und ihrer Nachbarn nicht gefährdet ist. Gibt es hier einen anderen Ausweg, als das Tonnensystem? Hat dieses System seinerseits so grosse finanzielle Schwierigkeiten, wie die einseitigen Kanal-Anhänger behaupten, so wird vielleicht mancher Hausbesitzer sich in dem kritischen Augenblicke noch für den Anschluss an das Kanalsystem entschliessen. Aber die Behörde muss doch wissen, welches System sie denen vorschreiben soll, die sich nicht fügen wollen.

Das sind die Gründe, weshalb ich verlange, dass „ein nennenswerther Versuch mit dem Tonnensystem“ gemacht werde. Wie man sieht, sind es durchaus praktische Gründe, nicht die Gründe eines zu Experimenten geneigten Naturforschers, der erst nach vollem Abschluss seiner Experimente sich zu einer Meinung entschliessen will, sondern die Gründe eines vorsichtigen Bürgers, eines gewissenhaften Freundes der öffentlichen Gesundheitspflege. Ich sage ausdrücklich, ein nennenswerther Versuch müsse gemacht werden. Nicht ein Versuch, der auf gutes Glück irgend einer Gesellschaft überlassen werde, die hie und da in einer grossen Stadt ein einzelnes Haus oder eine öffentliche Anstalt zur Reinigung übernimmt, wie wir deren oft genug und fast immer mit zweifelhaftem Erfolge gemacht sehen. Vielmehr verlange ich einen Versuch, der wenigstens einen grösseren Stadttheil umfasst, der von der Behörde, wenn nicht unmittelbar geleitet, so doch anhaltend überwacht werde, einen Versuch, der mindestens einen solchen Umfang annimmt, dass damit auch die Frage von dem Verbleib der Abfuhrstoffe und von ihrer finanziellen Nutzung eine entscheidende Beantwortung erfahre.

Für Berlin und wahrscheinlich die Mehrzahl derjenigen Städte, welche vor der Lösung dieser Fragen stehen, würde durch solche Versuche nicht nur keine in Betracht kommende Verzögerung in der Behandlung der Canalisationsfrage hervorgebracht, sondern es würde im Gegentheil die Grundlage für eine sachgemässe Beurtheilung über Ausdehnung und Grösse sowohl der einzurichtenden Kanäle, als der nothwendigen Wasserzufuhr gewonnen werden. Auch die Canalisation erfordert zeitraubende Vorstudien über Nivellement, geologische Beschaffenheit des Bodens, Grundwasser, Wasserzufuhr. Diese Vorstudien sind auf alle Fälle nöthig. Nichts hindert aber, gleichzeitig mit ihnen praktische Versuche mit einer wohl controlirten Abfuhr zu machen. Die dafür aufzuwendenden Mittel können bei der Grösse der für die Canalisation zu verausgabenden Summen nicht in's Gewicht fallen.

Die einseitigen Anhänger der Canalisation wenden dagegen ein, das Abfuhrsystem habe sich nirgend im Grossen bewährt. Geben wir dies einmal zu, so würde es sich darum handeln, vollkommnere Methoden, zweckmässigere Einrichtungen zu finden. Schon in Dresden habe ich den Widerspruch hervorgehoben, in welchen namentlich die Ingenieure gerathen. Handelt es sich um Bedenken in Betreff der Canalisation, so sagen sie, man möge die Beseitigung derselben getrost der fortschreitenden Technik überlassen; diese werde schon die Mittel zur Bewältigung aller Schwierigkeiten finden. Ist dagegen die Rede von Tonnen oder Kübeln oder Sammelapparaten, so thuen sie, als sei die Technik am Ende, als sei hier nichts mehr zu machen.

Dass das Tonnensystem auch in grösseren Verhältnissen ausführbar ist, zeigen die Erfahrungen in Graz, einer Stadt von 70000 Einwohnern. Nach den mir vorliegenden Nachrichten (Eigenbrodt, Die Städtereinigung. Darmst. u. Leipz. 1868. S. 76. H. Lindemann, Ueber die zweckmässigste Methode der Beseitigung menschlicher Excremente. Inaug.-Diss. Halle 1868. S. 18) besteht die Einrichtung seit 10 Jahren und umfasst von den 3500 Häusern der Stadt 2000. Obwohl die Tonnen selbst nicht allen Anforderungen zu entsprechen scheinen, so findet doch ein verhältnissmässig häufiger Wechsel statt; die Auswurfsstoffe werden daher bald aus der Stadt entfernt, und die Gesundheitsverhältnisse sind dem entsprechend günstige. Die Abfuhrkosten betragen pro Kopf 30—50 Kreuzer österr. Währ. jährlich.

Die Hoffnung, welche man eine Zeitlang hegte, es werde möglich sein, aus dem Verkauf der Auswurfsstoffe für die Städte oder gar die einzelnen Bürger noch pecuniäre Vortheile zu erzielen, müssen wohl aufgegeben werden. Wenigstens sind in dieser Richtung alle praktischen Versuche der neueren Zeit gescheitert. Selbst Thon, der seiner Sache recht sicher zu sein glaubte, hat sich jetzt durch die Erfahrung in Cassel überzeugt, dass es ohne Zuschüsse Seitens der Einwohner nicht geht. In seiner neuesten Schrift (das Thon'sche System der Verarbeitung der Excremente. Cassel. (1868.) S. 21) schlägt er die Mehrkosten seines Verfahrens gegenüber den bisherigen Ausgaben der Hausbesitzer ($7\frac{1}{2}$—10 Sgr.), abgesehen von den Kosten für die erste Anlage, auf 5—7 Sgr. an, und es darf wohl noch bezweifelt werden, ob der für Cassel gewonnene Maassstab für grössere Städte, in denen die Fuhrkosten ungleich höher zu stehen kommen, zutrifft. Auf alle Fälle kann es sich nicht mehr, soviel es scheint, darum handeln, eine rentable Form der Tonnenabfuhr zu suchen. Die einzige Aufgabe, welche gegenwärtig gestellt werden darf, ist die, die am meisten geeignete und zugleich am wenigsten kostspielige Abfuhrart festzustellen. Dazu sollten meiner Meinung nach sowohl die Staatsbehörden, als die städtischen Verwaltungen die Mittel bieten. Letztere haben um so mehr Veranlassung dazu, als nur in Folge augenfälliger Beweise das Misstrauen der Gegner der Canalisation überwunden werden wird.

Für Dörfer und für einzeln stehende Höfe und Grundstücke, namentlich im Umfange von Städten, möchte es sich besonders empfehlen, das Erdcloset (Eigenbrodt S. 20) in möglich praktischer Weise auszubilden. Wenn es für Städte von einem gewissen Umfange vollständig unthunlich ist, Ackererde in die Stadt zu führen, um sie mit den Excrementen zu vermischen und diese dadurch zu desodorisiren, und nach geschehener Mischung das Ganze wieder auf den Acker hinauszuschaffen, so hat dies für das platte Land gar keine Schwierigkeiten. Die heimkehrenden Gespanne können recht wohl die nöthige Erde, die ja nicht so grosse Beträge zu erreichen braucht, mitbringen und das Gemisch später wieder hinausfahren. In einer gewissen Weise ist dies, namentlich in Beziehung auf Thier-Excremente, schon früher sehr viel von unseren Landwirthen ausgeführt worden, und es wird nur darauf ankommen, es jetzt mit grösserer Sorgfalt und Umsicht auf menschliche Excremente anzuwenden. Eine derartige Untersuchung wird auch für die Städte ihre Bedeutung haben, da die Schwemmkanäle nicht füglich auf die Vieh-Excremente eingerichtet werden können, diese vielmehr nebst den festen Küchenabfällen besondere Einrichtungen voraussetzen.

Für die Städte, zumal die grösseren, culminirt indess die Schwierigkeit in der Entscheidung der Frage nach dem endlichen Verbleib der Auswurfsstoffe. Ich meinerseits kann mir keine Vorstellung davon machen, wie man sich für das Kanalsystem oder für das Tonnensystem entscheiden kann, ohne vorher genau zu wissen, was aus dem Inhalte der Kanäle oder der Tonnen werden soll. In Dresden war ich genöthigt, in dieser Beziehung Hrn. Varrentrapp entgegenzutreten, dessen grosser Einsicht und dessen wichtigen Verdiensten um die Frage der Städtereinigung ich gewiss gern die vollste Anerkennung zu Theil werden lasse. In Frankfurt a. M. baut man Kanäle, während man noch nicht weiss, ob man das Kanalwasser in den Main abfliessen lassen oder zur Berieselung verwenden will. Man sagt, man baue so, dass Beides nachher möglich sei. Ich frage dagegen, wann will man sich für das Eine oder das Andere entscheiden? Will man die Berieselung nicht sofort, so muss man die Stoffe in den Main schütten. Dann wird man möglicherweise üble Erfahrungen machen und die Berieselung einrichten, wie es in England oft genug geschehen ist. Man wählt also zunächst die direkte Ausschüttung, weil man sich nicht zu entscheiden wagt; man beginnt ein Experiment, das vielleicht auf Kosten der stromabwärts gelegenen Ortschaften ausgeführt wird. Auch in Würzburg beabsichtigt man nach dem neuesten Berichte der betreffenden Commission (Verhandl. der phys.-med. Ges. zu Würzburg. 1868. Neue Folge Bd. I. S. 81), den Kanalinhalt unmittelbar in den Main zu lassen; man hält sich überzeugt, dass dies ohne Nachtheil geschehen werde, und man hat den Muth, einen kategorischen Vorschlag zu machen.

Mir erscheinen beide Verfahrungsarten höchst bedenklich. Allerdings theile ich die Ansicht, dass die Verdünnung der Auswurfsstoffe in grossen Wassermassen, welche kräftig bewegt werden und mit dem Sauerstoff der Luft in ausgedehnte Berührung kommen, eine schnelle Zersetzung jener Stoffe und damit eine Reinigung des Wassers herbeiführt. Auch halte ich die Frage für eine offene, ob den Fischen durch die Einfuhr der Auswurfsstoffe ein unmittelbarer Schaden zugefügt wird (vgl. Varrentrapp, Entwässerung der Städte S. 86). In Berlin haben wir vielfache Gelegenheit, sowohl in der Spree, wie in dem Schiffahrts-Kanal zu sehen, dass selbst junge Fische, die doch sehr empfindlich sind, in sehr verunreinigtem Wasser ganz gut gedeihen. An der Unterbaumsbrücke, wo der in dem Gutachten der Wissenschaftlichen Deputation (S. 44) erwähnte, sämmtliche Auswurfsstoffe des grossen Charité-Krankenhauses in zum Theil noch fester Form führende Graben in die Spree mündet, sieht man unmittelbar an dem Rande der schwarzen und zur Sommerzeit brodelnden Massen zahllose kleinere und grössere Fische munter umherschwimmen und von den Auswurfsstoffen zehren. Nur einmal im Laufe des letzten überheissen Sommers kam es vor, dass plötzlich eines Tages in dem Schiffahrtskanal, namentlich in der Gegend der Potsdamer Brücke, wo zahlreiche Siele in den Kanal münden, fast alle Fische starben, aber hier war offenbar die ganz aussergewöhnliche Hitze bei dem verhältnissmässig niederen Wasserstande die wirkende Ursache. Sicherlich gehören sehr beträchtliche Anhäufungen von Zersetzungsstoffen, wahrscheinlich grosse Entwickelungen von Schwefelwasserstoff dazu, um das Absterben der Fische herbeizuführen, und es ist gewiss charakteristisch, dass dies nur in dem durch Schleusen gestauten, sehr wenig fliessenden Schiffahrtskanal und nicht in der doch auch nicht gerade mit günstigem Gefälle versehenen Spree stattfand.

Obwohl ich daher kein Bedenken trage zu schliessen, dass manche der in England gehegten Befürchtungen übertrieben sind, so bin ich doch der Meinung, dass die Bedingungen noch nicht genügend gekannt sind, unter denen es ohne Gefahr für die Anwohner und besonders für die Schiffer gestattet sein kann, die Auswurfsstoffe unmittelbar, sei es auch in sehr verdünnter Form, den Flüssen und Bächen zuzuführen. Denjenigen, welche gerade in diesem Punkte das englische Vorbild nicht anerkennen wollen, möchte ich entgegenhalten, dass man auch in anderen Punkten gegen das englische Vorbild Einwände erheben kann, wie ich später noch genauer nachweisen werde. Jedenfalls kommt in Beziehung auf die Flüsse Verschiedenes in Betracht. Ein Fluss von sehr constantem Wassergehalt, schneller Strömung, reichem Zufluss, hohem und namentlich undurchlässigem Ufer, geringer Bebauung der Nachbarschaft wird gewiss unbedenklich zur vollen Ausschüttung auch grösserer Auswurfsmassen benutzt werden können. Man nehme einige dieser Bedingungen weg und der Zweifel an der Zulässigkeit des Verfahrens ist berechtigt. Der Main ist einer der Flüsse, deren Wasserstand äusserst wechselnd ist. Häufig wird er so klein, dass der Schiffsverkehr fast ganz unmöglich ist; nicht bloss grosse Uferstrecken, sondern auch zahlreiche Sandbänke im Flusse werden dann trocken gelegt. Zuweilen steigt das Wasser, selbst in der Mitte des Sommers, oft ganz plötzlich sehr beträchtlich; die Ufer werden an vielen Stellen überfluthet, selbst in die niederen Strassen von Würzburg und Frankfurt tritt das Wasser ein, und wenn es nachher fällt, so hinterlässt es überall seine Absätze. Die Spree zeigt trotz ihrer ganz verschiedenen Verhältnisse ganz ähnliche Erscheinungen, und gerade unterhalb der Stadt überfluthet sie in grosser Ausdehnung die Wiesen.

Vielleicht möchte jemand einwenden, das Ueberfluthen sei ja nur eine Art der Ueberrieselung, und die Ueberrieselung mit Adelswasser habe keine Gefahr. Eine solche Argumentation würde eine arge Täuschung enthalten. Eine Ueberfluthung hinterlässt fast überall stagnirendes Wasser, und wie schädlich solches Wasser selbst den Pflanzen ist, wie wenig selbst eine Ueberrieselung, die keinen regelmässigen Wechsel und Abfluss des Wassers mit sich bringt, ihren Zweck erreicht, das hat der in diesem Punkt sehr erfahrene Ingenieur von Croydon, Latham (Ueber die Reinigung und Verwerthung des Hauswassers, übersetzt von E. Wiebe. Berlin 1868. S. 32) des Genaueren dargethan. Es genügt wohl, in Beziehung auf die Wirkungen von Ueberschwemmungen darauf hinzuweisen, dass seit Jahrhunderten nicht bloss Wechselfieber, sondern in schwereren Fällen auch typhöse Krankheiten in epidemischer Verbreitung nach Ueberschwemmungen beobachtet sind [1]).

Die fortschreitende Entholzung der Quellgebiete der Flüsse, zahlreiche Arbeiten der Entwässerung von Sümpfen und Mooren, der Ablassung und Senkung von Seen tragen dazu bei, den Wassergehalt unserer Flüsse grossen und plötzlichen Schwankungen zu unterwerfen. Wo früher ein grosser Theil des aus der Atmosphäre niedergefallenen Wassers in höher gelegenen ober- und unterirdischen Becken, in Moos und Sumpf, wie in grossen Schwämmen zurückgehalten wurde, da strömt jetzt der grösste Theil des Meteorwassers alsbald den Flüssen zu und macht sie jäh anschwellen. Die Gefahr von Ueberfluthungen in der Frühjahrs- und Sommerzeit ist gewachsen und wird vielleicht noch mehr wachsen. Gerade in Beziehung auf die Spree möchte ich darauf hinweisen, dass bis jetzt der Spreewald die Function eines colossalen Schwammes für sie ausgeübt hat. Nachdem der Fluss sich von dem Lausitzer Gebirge ziemlich schnell herabgewälzt hat, findet er im Spreewald ein ausgedehntes Torf- und Waldgebiet, in welchem er sich in eine Reihe von Armen und Seitenkanälen auflöst, den ganzen Untergrund mit Wasser füllend. So entsteht ein weites Wasser-Reservoir, welches nur langsam und allmählich seinen Ueberfluss wieder abgibt, da das Gefälle des Flusses

[1]) Beispiele aus neuerer Zeit für Typhus siehe bei Steifensand (das Malaria-Siechthum in den niederrheinischen Landen. Crefeld 1848. S. 182), Riecke Der Kriegs- und Friedenstyphus. Potsd. 1848. S. 23), Hirsch (Historisch-geographische Pathologie. Bd. I. S. 183), Griesinger (in meinem Handb. der spec. Path. u. Therapie. Erlangen 1864. Bd. II. 2. S. 151). Zu erwähnen ist auch Harttung (De typho Halae autumno anni 1841 observato. Diss. inaug. Hal. 1842. p. 9). Sehr entschieden betont den Zusammenhang von Malaria und Typhus W. Blover (The public health. 1868. Vol. I. No. 5. p. 114), jedoch ohne seine Angaben über das Erscheinen von Typhus nach Ueberschwemmungen durch Detailangaben zu belegen.

unterhalb sehr gering ist. Der Spreewald wirkt demnach wie ein grosser Regulator des Zuflusses zu den unteren Gegenden, namentlich für Berlin, und es wäre meiner Meinung nach im höchsten Maasse bedenklich, wenn, wie es beabsichtigt sein soll, durch fortschreitende Entholzung und weitere Regulirung des Flussbettes ein ungleich mehr beschleunigter Abfluss nach abwärts bedingt würde. Für die Verwaltung der Stadt ist dieses ein Gegenstand der ernstesten Bedeutung, auf den ich ganz besonders aufmerksam mache. Denn nicht bloss die Gesundheit, sondern die ganze wirthschaftliche Einrichtung Berlin's ist von einer gewissen Beständigkeit seiner Stromläufe abhängig.

Bei der Untersuchung über das Geschick der in Flüsse entleerten Auswurfsstoffe hat man meiner Ansicht nach etwas zu stark auf die oxydirenden Eigenschaften des Flusswassers gerechnet. Man stellt sich an, als wären die organischen Stoffe schon in einer verhältnissmässig kurzen Zeit, also in einem strömenden Flusse in einem kurzen Raume so vollständig zersetzt, dass eigentlich nur noch die finalen Zersetzungsprodukte übrig bleiben, von denen dann ein Theil in die Luft gehe, während der andere als unschädlicher und gleichsam neugereinigter Bestandtheil im Wasser zurückgehalten werde. Sonderbarerweise ist diese günstige Ansicht gerade von manchen derjenigen aufgenommen, welche das Wasser der Schwemmkanäle als das grösste Hinderniss der Zersetzung betrachten und welche der Meinung sind, selbst nach verhältnissmässig langem Laufe in diesen Kanälen würden die in dem Schwemmwasser höchst verdünnten Auswurfsstoffe gewissermaassen noch frisch angetroffen. Offenbar täuscht man sich in beiden Richtungen: man überschätzt die Zersetzung in den Flüssen und man unterschätzt dieselbe in den Schwemmkanälen. Hier wie dort findet Oxydation, also Fäulniss statt. Ihr Maass, ihre Schnelligkeit ist je nach Temperatur und Wassermasse, Bewegung der Stoffe und der Luft, Anwesenheit von grünen Pflanzen oder Pilzen u. s. f. verschieden, aber vorhanden ist sie. Die gleichsam freiwillige Reinigung des strömenden Wassers aber erfolgt nicht bloss durch das natürliche Aufhören der Zersetzung nach vollständigem Zerfall der organischen Auswurfsstoffe, sondern auch, und meist in einem sehr ausgedehnten Maasse, durch den Absatz der schwereren Theile im Bett und an den Ufern des Flusses. Beide verschlammen, indem unzersetzte oder nur unvollkommen zersetzte, also in beiden Fällen noch weiter zersetzungsfähige Stoffe in Form einer weichen, schwarzen Masse die vorher reinen Flächen des Flussbettes und der Ufer bedecken oder in neuen Schichten über schon vorhandenen älteren sich niederschlagen. Daraus erwächst gerade die grössere Gefährlichkeit des Hochwassers, welches diese Massen bei dem verstärkten Strömen des Flusses wieder aufrührt und in Bewegung bringt, sowie die Noth bei dem Fallen des Wasserspiegels, namentlich in der heissen Jahreszeit, wo grosse Strecken des Ufers trocken gelegt werden und seichte Stellen des Flussbettes zu Tage treten. Ja, selbst in den noch vom Wasser bedeckten Stellen beginnt mit steigender Temperatur der Zersetzungsprozess von Neuem.

Diese Gefahr würde auch da nicht ausgeschlossen werden können, wo das Wasser der Schwemmkanäle zunächst in grössere Reservoirs und in Schlammfänge gesammelt und von da nur die flüssigeren Theile durch Pumpen entleert werden, wie es das erste Projekt des Hrn. Wiebe für Berlin beabsichtigte. Allerdings würden auf diese Weise Sand und andere schwere Sinkstoffe getrennt werden können, aber immerhin würde das Pumpwasser noch immer trüb sein von zahllosen, wenngleich sehr kleinen und fein zertheilten, aber doch immerhin ungelösten Theilchen, und diese würden genügen, um im Laufe der Zeit starke Absätze hervorzubringen. Jedenfalls würde ein langer Lauf des Flusses dazu gehören, um sich dieser Stoffe zu entledigen.

In Berlin haben solche Verunreinigungen der Spree schon seit langer Zeit die Aufmerksamkeit auf sich gezogen. Formey sagt in seinem Versuche einer medicinischen Topographie von Berlin. 1796. S. 12, es sei „ein in jeder Rücksicht unverantwortlicher und höchst schädlicher Missbrauch, dass die Nachteimer in die Spree ausgegossen werden, wodurch nicht allein in der Nachbarschaft des Flusses, sondern über einen grossen Theil der Stadt ein ebenso unangenehmer, als der Gesundheit nachtheiliger Geruch verbreitet und zugleich das Wasser auf die abscheulichste Art verunreinigt werde.“ Von diesen Dünsten ist er geneigt, die Entstehung von Ruhren abzuleiten. Ja, er erwähnt einer Aussage von Grossinger in Büsching's wöchentlichen Nachrichten von 1783, dahin gehend, dass Berlin jährlich 200 Menschen weniger auf seiner Todtenliste haben würde, wenn man aufhörte, die Nachteimer in die Spree auszuleeren; Büsching sei ebenfalls dieser Meinung. Die oft wiederholten Klagen und Erinnerungen des Ober-Collegii Sanitatis wegen dieser ebenso ekelhaften als nachtheiligen Verunreinigung des Stromes seien stets unwirksam geblieben, und „doch könnte der Dünger, den so viele Tausend Menschen liefern, unsere umliegenden Sandäcker verbessern und fruchtbarer machen, und die Abstellung eines der Gesundheit so nachtheiligen Verfahrens würde zugleich auf die Landwirthschaft einen sehr heilsamen Einfluss haben.“ Eine Reihe besonderer Vorschläge zur Abstellung der Nothstände wird dann aus Pyl's neuem Magazin für die gerichtliche Arzeneykunde und medic. Policey Bd. I. S. 68. beigebracht.

Trotz dieser dringenden Mahnungen blieb die Sache im Wesentlichen fortbestehen. Aus einer im Jahre 1823 erschienenen kleinen Schrift (Ein Wort über die in Berlin angelegten geruchlosen Abtrittsgruben, die Bereitung des künstlichen Düngers und über dessen Anwendung) ersehe ich, dass damals ein Herr v. Fauche Borel ein Patent zur Einführung von Fosses mobiles inodores in Preussen erhielt, welche auch in Berlin eingerichtet und mit der vor dem Halleschen Thore begründeten Poudrette-Fabrik in Beziehung gesetzt wurden. Allein ein grosser Gewinn wurde dadurch nicht herbeigeführt, und in der fast 50 Jahre nach Formey's Buch erschienenen Arbeit von Alb. Magnus (Ueber das Flusswasser und die Cloaquen grösserer Städte. Berlin 1841) wird das Ausschütten der Nachteimer und die Zufuhr zahlreicher Auswurfsstoffe in die Spree als noch immer fortbestehend constatirt. Nichtsdestoweniger kam Magnus, der sich vielfach auf die damals als maassgebend angesehenen Pariser Untersuchungen stützte, zu dem Schlusssatze, „dass sämmtliche Unreinigkeiten, welche in Berlin durch die Rinnsteine und Cloaquen in die Spree gelangen, das Wasser derselben beim Gebrauch in keiner Weise für die Gesundheit schädlich machen“ (S. 51). Nur für die Cloaquen (so nennt er die unterirdischen Siele oder Kanäle) liess er die Möglichkeit zu, dass sie zu gewissen Zeiten und unter gewissen Umständen einen ungünstigen Einfluss auf die Gesundheit, namentlich auf die Verbreitung der Cholera, ausüben möchten (S. 75).

Noch jetzt dürfte es schwer sein, dieser Auffassung, soweit sie Berlin betrifft, mit bestimmten Angaben, namentlich mit zahlenmässigen, entgegenzutreten. Der mangelhafte Zustand unserer

Statistik lässt überhaupt wenig eingehende Erörterungen der Localverhältnisse zu. Für die Cholera dürfte es indess wohl genügen, auf die Erfahrung aufmerksam zu machen, welche sich in allen Berliner Epidemien wiederholt hat, dass nehmlich eine unverhältnissmässig grosse Zahl von Erkrankungen und Todesfällen auf Kähnen in der Stadt vorkommt. Ich verweise wegen der Zahlen auf Schütz (Vergleichende Uebersicht der in Berlin in den vier Epidemien 1831, 1832, 1837 u. 1848 vorgekommenen Cholerafälle. Berlin 1849. S. 154.), Müller (Annalen des Charité-Krankenhauses. 1856. VII. 2. S. 9. Die Cholera-Epidemie zu Berlin im Jahre 1866. S. 93.) u. Hirsch (Berliner Stadt- und Gemeinde-Kalender und städtisches Jahrbuch für 1867. S. 310). Soweit mir bekannt, giebt es kein ähnliches Beispiel einer gerade die Fluss- und Kanal-Schiffsbevölkerung decimirenden epidemischen Krankheit.

Auch in England sind die Untersuchungen über die Einflüsse der Flussverunreinigung auf den Gesundheitszustand noch keineswegs abgeschlossen. Die Mitglieder der Rivers Pollution Commission sind im Laufe dieses Jahres bei Gelegenheit der Local-Recherche in Liverpool in solche Differenzen gerathen, dass die Zusammensetzung der Commission geändert werden musste (The Public Health. 1868. Vol. I. No. 2. p. 53. No. 5. p. 131). Um so mehr Grund haben wir gewiss, uns nicht zu überstürzen, und die schon früher von mir befürwortete Aufgabe, die technische und finanzielle Möglichkeit einer wirklichen Desinfection der Kanalwässer vor ihrer Einleitung in die Stromläufe experimentell zu untersuchen, hat nur an Dringlichkeit gewonnen. Insbesondere erscheint die von Süvern empfohlene Methode der Desinfection durch eine Mischung von Kalk, Chlormagnesium und Steinkohlentheer zu praktischen Versuchen sehr geeignet. Dieselbe hat sich nicht nur für die Desinfection der sehr stinkenden Abflüsse aus Zuckerfabriken in der Provinz Sachsen, sondern auch für die Desinfection der menschlichen Auswurfsstoffe in grösseren Anstalten (Strafanstalt, Irrenhaus) zu Halle bewährt; auch ein Versuch an einem mit solchen Stoffen verunreinigten Kanal in Leipzig hat nach den Berichten von Grouven günstige Resultate ergeben. Ueberdiess berechnet der letztere nach chemischen Versuchen, dass der aus 1 Million Pfund Cloakenwasser gewonnene Niederschlag 12,5—14,5 Thlr. Dungwerth besitze, während die Kosten der angewandten Desinfectionsmasse nur

7,6—9,5 Thlr. betrügen (Grouven, Ein Besuch in Asnières. Berlin 1868. S. 31).

Nach einem kürzlich gefassten Beschlusse der städtischen Behörden von Berlin wird in nächster Zeit ein grösserer Versuch nach dieser Methode angestellt werden, bei dessen Ausführung und Controle die städtischen und Staatsbehörden zusammenwirken werden. Es handelt sich dabei zunächst um die Frage, ob das abfliessende Wasser, nachdem sich die Niederschlagsmassen abgesetzt haben, so weit gereinigt ist, dass es, ohne Verunreinigung befürchten zu lassen, den Stromläufen übergeben werden kann. Allein entscheidend wird doch auch hier die finanzielle und ökonomische Seite sein, denn nur dann wird es sich als ausführbar erweisen, diese Methode im Grossen anzuwenden, wenn die Niederschlagsmassen sich für die Landwirthschaft so brauchbar erweisen, dass ein regelmässiger Absatz angebahnt und ein Ueberschuss an Einnahmen über die Kosten der Desinfectionsstoffe aus dem Verkaufe der Absätze erzielt werden kann. Es wird demnach nöthig sein, nicht bloss chemische Analysen der Absätze anstellen zu lassen und daraus den Dungwerth zu berechnen, sondern auch landwirthschaftlich festzustellen, ob der berechnete Dungwerth thatsächlich sich durch die Erträge eines Versuchsfeldes bestätigen lässt. Hoffentlich wird im Zusammenwirken mit dem Ministerium für die landwirthschaftlichen Angelegenheiten ein entscheidendes Resultat gewonnen werden.

Es wäre in hohem Maasse wünschenswerth, wenn in ähnlicher Weise auch ein praktischer Versuch mit Ueberrieselung bei uns angestellt werden könnte. Gerade die Beantwortung der Frage, in wie weit unser Sandboden geeignet ist, durch Rieselwasser aus Schwemmkanälen fruchtbar gemacht zu werden, ist von grösstem Werthe, da die besonderen Verhältnisse des Bodens in Norddeutschland vielfach die Möglichkeit einer derartigen Verwendung nahe legen. Allerdings lauten gerade in diesem Punkte die englischen Berichte sehr günstig und die eingehende Darstellung von Latham gewährt eine anschauliche Einsicht in die umfassenden und sorgfältigen Ermittelungen, welche darüber stattgefunden haben. Indess bleiben doch einige Bedenken.

Zunächst in Beziehung auf die Grösse der erforderlichen Rieselflächen. Latham betrachtet dasjenige Verhältniss als das vortheilhafteste, wo das Kanalwasser von etwa 62 Personen über einen Morgen Land verbreitet wird. Für das Londoner Canalwasser behauptet er, dass das Hauswasser von 100 Personen nöthig sei, um auf 1 Acre Land 40 Tons Gras, d. h. den höchstmöglichen Gewinn zu erzielen (a. a. O. S. 44). Die Stadt Berlin würde demnach schon gegenwärtig mehr als 10,000 Morgen Rieselfläche erfordern. Nähme man aber auch ein geringeres Maass, z. B. 1 Morgen auf 100 Einwohner, so würde doch schon für die jetzige Bevölkerung die sehr beträchtliche Fläche von 7000 Morgen beschafft werden müssen, — eine Fläche, von der es zweifelhaft ist, ob sie überhaupt an einer einzigen Stelle zur Verfügung gestellt werden könnte. Indess liesse sich das vielleicht auch bei uns möglich machen, wenn man etwas weiter von der Stadt fortginge, wenn man beispielsweise unterhalb Spandau die Rieselflächen anlegte. Freilich würde man dann nach englischem Vorgange den Städten für diese Zwecke das Expropriationsrecht geben und den nächsten Dörfern erhebliche Zwangsbedingungen auferlegen müssen. Auch wäre es ja denkbar, mehrere Rieselflächen, getrennt von einander, einzurichten.

Sieht man über dieses Bedenken hinweg, so bietet sich ein ungleich grösseres in den Temperatur-Verhältnissen der kälteren Monate bei uns. Allerdings hat auch in dieser Beziehung Latham (a. a. O. S. 18. 19) sehr wichtige und in mehrfacher Hinsicht beruhigende Mittheilungen gemacht. Er giebt, unter Beibringung specieller, in Croydon und South-Norwood gemachter Beobachtungen, an, dass die Temperatur des Hauswassers mit der Dauer des Frostes steige, ja so sehr steige, dass das Gras auf einem mit Hauswasser berieselten Felde sogar zur Zeit strengen Frostes wachse. Bei Mangel an Wärme müsse man nur der Bewegung des Wassers eine grössere Geschwindigkeit geben. In einem Versuche fand er das Gras um Weihnachten 1864 6 Zoll hoch und in üppigem Wachsthum, und im folgenden Jahre wurde dasselbe sechsmal geschnitten und zwar zuletzt in der Weihnachtswoche 1865. Leider geht aus den mitgetheilten Tabellen nicht hervor, wie niedrig die Temperatur der Luft zu der Zeit des Anfanges dieses Versuches eigentlich war; sie beziehen sich nur auf die ersten Monate des Jahres 1865. Hier aber sank die Temperatur nur an 3 Tagen unter 0, nehmlich auf —1,3°, —0,4° und —1,8° R.

So interessant diese Erfahrungen auch sein mögen, so geben

sie doch für unsere so verschiedenen klimatischen Verhältnisse keinen bestimmten Anhalt. Nach den Mittheilungen von Dove (Berliner Stadt- und Gemeinde-Kalender und städtisches Jahrbuch für 1867. Jahrg. 1. S. 208) beträgt die mittlere Wärme des Januar in Berlin —1,04° R., allein nicht selten sinkt sie viel tiefer, und wenn der niedrige Stand des Januar-Mittels von —9,28° seit dem Jahre 1823 auch nicht wieder erreicht ist, so sind doch Zahlen von —3° bis —7° keineswegs selten. Das überhaupt beobachtete Wärme-Minimum von —21,4° R. fiel in den Januar 1823. Während eines Beobachtungs-Zeitraumes von 137 Jahren werden 37 Jahre erwähnt, in welchen das Thermometer in den Monaten December, Januar oder Februar in Berlin unter —15° R. fiel. Nun darf man wohl annehmen, dass diese Zahlen, welche an Beobachtungsorten innerhalb der Stadt festgestellt wurden, nicht ganz unerheblich differiren müssen von solchen, die auf freiem Felde in einer grösseren Entfernung von den grossen und vielfach erwärmten Häusermassen zu ermitteln wären. Aber auch so, wie sie dastehen, geben sie ein Bild von den Wärmeverhältnissen unseres Luftmeeres, welches überaus verschieden ist von den englischen. Wie sehr man sich bei einer Vernachlässigung dieser Differenzen täuschen kann, lehrt das Beispiel der englischen Wasserleitungs-Gesellschaft in Berlin, welche ihre Röhren nach den in England gewonnenen Grundsätzen nur bis zu einer geringen Tiefe in den Boden einsenken liess und sehr bald erfahren musste, dass in Berlin der Frost bis zu dieser Tiefe eindringt und das Wasser in den Röhren gefrieren macht.

Für eine Rieselanlage bei uns ist daher grosse Vorsicht nöthig. Man kann unmöglich die ungeheuren Wassermassen, welche sich aus den Schwemmkanälen der ganzen Stadt sammeln, während strenger Kälte in Reservoirs aufstauen; man muss sie nothwendig ablaufen lassen. Allein meiner Meinung nach müsste doch erst durch Versuche dargethan werden, dass man sie wirklich während strengen Frostes zur Berieselung verwenden kann. Wie, wenn das Rieselwasser ins Frieren käme? Es würden sich dann förmliche Eisberge von Adelswasser auf den Rieselfeldern aufhäufen, die beim Schmelzen nothwendig ungereinigtes Wasser den Flüssen in grossen Massen zusenden müssten. Unter solchen Verhältnissen wäre es mit Rücksicht auf das Erfrieren des ausgesäeten Grases gewiss vorzuziehen, überhaupt die Ueberrieselung zur Zeit des Frostes zu unterbrechen, und das Adelswasser, etwa nach geschehener Desinfection, den Flüssen zuzuleiten.

Fast alle anderen gegen die Ueberrieselung mit Adelswasser beigebrachten Bedenken scheinen mir durch die englischen Untersuchungen ziemlich vollständig erledigt zu sein. Sowohl die Reichhaltigkeit der Graserträge und die Verwendbarkeit des Grases zum Viehfutter, als auch die Reinigung des Adelswassers durch die Berieselung und die Salubrität der Luft über den Rieselfeldern erscheinen nach den vielfachen und umsichtigen Angaben verschiedener Beobachter festgestellt. Latham (a. a. O. S. 48.) macht besonders darauf aufmerksam, dass bei South-Norwood die Rieselanlagen nur wenige hundert Yards (zu 3 Fuss) von der Stadt entfernt liegen und dass trotzdem der Gesundheitszustand seit der Anlage der Schwemmkanäle sich verbessert hat. Auch hebt er hervor, dass in der Lombardei die Anlage von Reisfeldern innerhalb 1,07 Meilen von der Hauptstadt und $\frac{3}{8}$ Meilen von Städten erster Klasse verboten sei, weil es sich hier um stagnirendes, also ungesundes Wasser handle, dass dagegen der Anbau von italienischem Raygras und Klee mit Berieselung schon 277 Ruthen von der Hauptstadt und 201 Ruthen von Orten erster Klasse erlaubt werde.

Nimmt man endlich die wirklichen Erträge der Berieselung, so sind auch in dieser Beziehung die englischen Erfahrungen äusserst günstig. Latham (a. a. O. S. 41) veranschlagt für Croydon den Ertrag von Raygras auf den Rieselfeldern auf 508 Centner per Morgen = 130—170 Thlr. Setzen wir auch nur die Hälfte des Ertrages für unseren Boden an, also etwa 60—70 Thlr., so würde dies für die oben veranschlagten 7000 Morgen der Stadt Berlin eine Jahresrente von 420,000 — 500,000 Thlr. abwerfen.

So lange wir indess aus eigener Erfahrung keinen Maassstab für derartige Berechnungen haben, möchte ich denselben ebenso wenig einen entscheidenden Werth beilegen, als den Berechnungen über den aus der Abfuhr in Tonnen zu erzielenden Gewinn. Varrentrapp hat diese Seite der Frage in seiner Schrift über die Entwässerung der Städte (S. 31 u. folg.) weitläuftig erörtert und, wie es mir scheint, sicher dargethan, dass für die Abfuhr bis jetzt praktische Ergebnisse von finanziell günstiger Art nirgends vorliegen, welche in so grossem Umfange durchgeführt wären, dass sie für grosse Städte einen Anhaltspunkt darbieten. Landwirthschaftlich betrachtet, wird man daher zugestehen müssen, dass Schwemmkanäle in Verbindung mit Rieselanlagen diejenige Form der Verwendung der Auswurfsstoffe ermöglichen, welche für grössere Gemeinden erfahrungsgemäss die geringste Verschwendung von Dungstoffen und die grössten finanziellen Erträge gewährt.

Für eine Grundlage zur Aufstellung einer allgemein gültigen Gesammtberechnung eignen sich jedoch die bisher gesammelten Zahlen noch nicht. Bei den Schwemmkanälen grosser Städte würden nehmlich zugleich in Betracht kommen:

1) die Anlage und Unterhaltung der Wasserwerke, beziehentlich die Verzinsung ihrer Anlagekosten,
2) die Kosten für die Anlage der Wasserclosets, beziehentlich Umbau oder Entfernung der alten Gruben,
3) die Ausgaben der einzelnen Hauswirthe und Miether für Closet-Wasser,
4) die Kosten der Anlage und Unterhaltung der Schwemm- und Hauskanäle, einschliesslich der Verwaltungskosten,
5) die etwaigen Kosten der Desinfection (Süvern'sches Verfahren u. s. w.),
6) die Abfuhr der Sinkstoffe aus den Sammelgruben am Ende der Schwemmkanäle.

Dafür würden in Gegenrechnung kommen:

1) die wegfallenden Ausgaben für die Abfuhr der Auswurfsstoffe aus den Häusern,
2) die wegfallenden Ausgaben für anderweitige Siele und Abflusskanäle,
3) die verminderten Ausgaben für Strassen- und Rinnstein-Reinigung,
4) die verminderten Ausgaben für Baggerung der Stromläufe,
5) bei eintretender Ueberrieselung die Einnahmen für Gras und andere Erträge.

Bei einem Abfuhrsystem in grossen Städten würden in Ansatz zu bringen sein:

1) die Ausgaben für Kübel, Tonnen oder sonstige Abfuhr-Einrichtungen,
2) die Kosten für Anlage der erforderlichen Hauseinrichtungen, beziehentlich Umbau oder Entfernung der alten Gruben,

3) die Kosten für die Abfuhr aus den Häusern, einschliesslich der Desinfektion,

4) die Ausgaben für Anlage und Unterhaltung der auch neben der Abfuhr nöthigen Siele und Abzugskanäle,

5) die Beibehaltung höherer Ausgaben für Reinigung der Strassen und Rinnsteine,

6) die Ausgaben für öftere Baggerung der Stromläufe.

Eine Gegenrechnung wird sich bei der Abfuhr in der Regel überhaupt nicht ergeben, denn an Einnahmen für die Abfuhrstoffe ist wohl nur in Ausnahmefällen zu denken.

Es schien mir zweckmässig, ein allgemeines übersichtliches Schema für derartige Berechnungen aufzustellen, da es vielfach Sitte geworden ist, nur einzelne Schlusszahlen oder aus dem Zusammenhange gerissene Sätze zum Gegenstande der Betrachtung zu machen. Zu einer allseitigen finanziellen Prüfung gehört aber die Berücksichtigung aller jener Verhältnisse, zu denen sich vielleicht noch einige untergeordnete Punkte hinzufügen liessen. Im Allgemeinen erhellt aber schon aus der einfachen Zusammenstellung, dass bei dem Schwemmsystem die Höhe der Anlagekosten, bei dem Abfuhrsystem die Höhe der laufenden Ausgaben weit überwiegt, dass aber bei jenem wenigstens allerlei Minderausgaben und wirkliche Einnahmen den Zinsen gegenüberstehen, was bei diesem, zum Mindesten in grösseren Gemeinden, nicht der Fall ist.

Die Anhänger des Abfuhrsystems vergessen nur zu leicht, dass es mit der Abfuhr an sich nicht gethan ist, dass vielmehr fast überall daneben noch ein Kanal- oder Sielsystem durchgeführt werden muss und dass es fast unmöglich ist, die Verunreinigung dieses (nicht zur Abschwemmung der Auswurfsstoffe bestimmten) Kanalsystems durch Auswurfsstoffe (Harn, Küchenwasser, selbst Koth) zu verhindern. Wie ich schon in Dresden angeführt habe, gerade diese fast unvermeidliche und von der Polizei nicht zu controlirende Verunreinigung erscheint in grossen Städten als das Hauptargument für die Einführung von Schwemmkanälen, bei deren Benutzung das Bedürfniss einer Hauscontrole auf ein Minimum herabgebracht wird. Welches Heer von Polizeibeamten würde dazu gehören, eine genügende Hauscontrole über die Ausführung der

Abfuhr zu handhaben! Gar nicht zu gedenken der Unannehmlichkeit für die Hausbesitzer, ihre Häuser den Bediensteten der betreffenden Abfuhrgesellschaften immerfort und vielfach zur Nachtzeit öffnen zu müssen.

Nur das Liernur'sche System hält vor diesen letzteren Einwendungen Stand, und es verdient daher eine genauere Erwägung, als ihm bisher zu Theil geworden ist. In einer so eben erschienenen Brochüre von Carl Pieper (Schwemmkanäle oder Abfuhr? Dresden 1869) wird dasselbe von Neuem durch einen praktischen Ingenieur vertheidigt, wie das schon früher durch Hrn. Zehfuss geschehen ist. Möge man daher von Seiten der Behörden an eine experimentelle Prüfung auch dieses Verfahrens gehen, zumal da dasselbe für grössere, aber isolirte Anstalten, sowie für kleinere, aber dicht gedrängte Gemeinden sich vielleicht vortheilhaft anwenden lässt. Im Ganzen fürchte ich, dass auch bei ihm verhältnissmässig hohe Einrichtungs- und drückend hohe Abfuhrkosten eintreten und die Anlage, selbst wenn sie technisch gut ausführbar ist, doch finanziell unmöglich machen werden.

Man wird aus dem Mitgetheilten ersehen, dass ich noch jetzt den Standpunkt meines früheren Gutachtens festhalte. In der That scheint es mir kaum noch zweifelhaft, dass wir für die grossen Städte und speciell für Berlin das Schwemmsystem werden annehmen müssen. Meine Vorschläge zur Anstellung von allerlei besonderen Versuchen stehen mit dieser Vermuthung in keinem Widerspruche. Bei einer Einrichtung von so grosser finanzieller Bedeutung, wie die Schwemmkanäle, zugleich einer Einrichtung, welche, einmal begonnen, sich kaum rückgängig machen lässt, ist eine vollständige Klärung aller Seiten der so verwickelten Frage durchaus nothwendig. Es ist meiner Meinung nach geradezu unzulässig, hier vorzugehen, so lange noch in irgend einem der Hauptpunkte Zweifel bestehen können.

Dem gegenüber ist es allerdings gestattet, zu fragen, ob im Interesse der Gesundheit der Einwohner eine längere Zögerung gestattet werden kann? Ich brauche wohl nicht noch einmal auszuführen, was in meinem ersten Gutachten dargelegt ist, dass die Forderungen der öffentlichen Gesundheitspflege von entscheidender Bedeutung sind und dass daneben die Kostenfrage zurücktreten muss. Um so mehr scheint es mir aber nothwendig, gegenüber dem Drängen der Schwemmfreunde zu einiger Ruhe zu mahnen. Zum Belege dafür möge es gestattet sein, die Gesundheitsfrage hier des Weiteren zu erörtern.

Man citirt seit Jahren die statistischen Erfahrungen der Engländer zum Beweise der auffälligen Einwirkung der Schwemmkanäle auf den Gesundheits- und Sterblichkeitszustand der Bevölkerung. Namentlich der letzte Bericht der englischen obersten Gesundheitsbehörde (Ninth Report of the medical Officer of the Privy Council for 1866. Lond. 1867) wird allerseits als entscheidendes Dokument angeführt. Es findet sich daselbst (p. 35) eine Tabelle über die Gesundheitsverhältnisse von 24 Städten, welche mit Wasserzufuhr und einer besonderen Canalisation versehen sind. Hobrecht (Ueber öffentliche Gesundheitspflege und die Bildung eines Central-Amtes für öffentliche Gesundheitspflege im Staate. Stettin 1868) hat dieselbe im Anhange seiner Schrift in Uebersetzung mitgetheilt. Ich bemerke nun zunächst, dass es sich bei den sanitarischen Verbesserungen in diesen Städten weder bloss um Schwemmkanäle, noch auch überall um ein vollständig durchgeführtes und systematisch angelegtes System solcher Kanäle handelt. In dem Specialberichte des Dr. Buchanan, aus welchem obige Tabelle zusammengestellt ist und der sich in demselben Report (p. 40) findet, geht hervor, dass sehr verschiedene Verhältnisse und in den verschiedenen Orten in sehr verschiedener Ausdehnung in Betracht kommen. Der Berichterstatter selbst klassificirt die von ihm berücksichtigten Verbesserungen in folgender Weise: A) Drainir-Werke, betreffend (1) die Oberfläche, (2) den Untergrund oder (3) die Häuser, B) Verbesserung der Wasserzufuhr (1) durch Reinigung oder Erweiterung schon vorhandener Zuflussquellen oder (2) durch Hinzufügung oder Ersetzung neuer Quellen, C) Maassregeln zur Entfernung sich zersetzender organischer Stoffe oder zur Vorbeugung der Verunreinigung von Luft und Wasser durch dieselben, so dass mehr oder weniger vollständig erreicht wurde (1) die Einführung eines Waterclosetsystems an Stelle von Abtritten oder offenen Gruben (middens), oder (2) die Drainirung und Verbesserung von Mistgruben, D) Verbesserung der Strassenreinigung und der öffentlichen Reinlichkeit, E) Verbesserung der Wohnungen, Regulirung der gemeinschaftlichen Logirhäuser und Unterdrückung der Ueberfüllung mit Menschen. Es handelt sich also, wie auch schon in dem Gutachten der Wissenschaftlichen Deputation bei einer ähnlichen Frage angeführt ist, um zum Theil sehr zusammengesetzte Verhältnisse, bei denen es schwer ist, zu sagen, wie viel von der Verbesserung des Gesundheitszustandes dem einen oder dem anderen zuzurechnen ist. Buchanan hat versucht, die Analyse überall bis auf die einzelnen Punkte auszudehnen, und ich werde darauf zurückkommen. Indess muss ich doch schon im Allgemeinen bemerken, dass eine solche Analyse viel Arbiträres in sich trägt, und dass sie um so zweifelhafter wird, wenn sie sich auf relativ kurze Zeiträume, wie in vielen hier in Betracht kommenden Städten, bezieht.

Wie vorsichtig man in seinem Urtheile über statistische Gesammtergebnisse sein muss, wenn es sich um so complicirte Verhältnisse, wie die Gesundheit der Bewohner grosser Städte, handelt, das zeigt am meisten das Beispiel von Liverpool. Jahre lang hat gerade diese Stadt als ein Muster für die durch die neuen Sanitätseinrichtungen herbeizuführende Verbesserung des Gesundheitszustandes dienen müssen (Gairdner, Public health in relation to air and water. Edinb. 1862. p. 94). Dies galt bis zum Jahre 1860, in welchem die Sterblichkeit bis auf 25,7 pro mille der Einwohner herabgesunken war. Seitdem zeigte sich eine bis zum Jahre 1866 in erschreckenden Proportionen ansteigende Zunahme der Sterblichkeit, die schliesslich 41,7 p. M. erreichte. Ich setze die Mortalitätsliste für Liverpool aus den letzten 21 Jahren hierher, und bemerke, dass die Verbesserung der Sanitätsverhältnisse der Stadt seit dem Jahre 1846 begonnen wurde. Es betrug die Sterblichkeit (The public health. 1868. No. 2. p. 54)

1847	62 p. M.	(Irischer Hungertyphus)
1848	35 -	
1849	48 -	(Cholera)
1850	28 -	
1851	32,1 -	
1852	31 -	
1853	29 -	
1854	35,5 -	(Cholera)
1855	31 -	
1856	28,8 -	
1857	31 -	
1858	32,9 -	

1859	27,5 p. M.	
1860	25,7 -	
1861	29 -	
1862	30,4 -	
1863	33 -	
1864	36 -	Typhus und Baumwollen-Nothstand
1865	36,4 -	
1866	41,7 -	(Fieber und Cholera)
1867	29,4 -	

Varrentrapp (a. a. O. S. 111) hat nach einem früheren Berichte von Buchanan schon die Frage des fortdauernden Bestehens von Typhus in Liverpool und seines zeitweisen Anwachsens zum Gegenstande einer eingehenden Mittheilung gemacht; das Endergebniss dieser Untersuchung war, dass alle in Betracht gezogenen Ursachen zur Erklärung des epidemischen Auftretens des Typhus nicht ausreichen, wenngleich Noth, Schmutz, Unmässigkeit, Ueberfüllung und schlechte Ventilation in Strassen und Häusern als Ursachen des steten (endemischen) Vorkommens angegeben werden können.

Mit Recht bemerkt Varrentrapp, man könne an diesem Beispiel darthun, wie ernst und genau man forschen, wie nüchtern man prüfen müsse, ehe man sich einen bestimmten Ausspruch über den Einfluss gewisser bestimmter Einrichtungen auf Gesundheit und Sterblichkeit erlauben dürfe. Aber ich verstehe es nicht recht, wenn er hinzufügt: „Wer guten Willen hat, wessen wirkliches Ziel die Wahrheit ist, wird sich hierdurch auf den richtigen Standpunkt gesetzt finden, um zu urtheilen, was und wie viel man als bewiesen annehmen kann.“ Ich muss bekennen, dass ich bei dem besten Willen und bei wirklichem Streben nach Wahrheit durch das Beispiel von Liverpool eher irre werde daran, dass in Beziehung auf Typhus-Genese und Typhus-Verhütung irgend etwas als bewiesen angesehen werden könne. Während eines verhältnissmässig so langen Zeitraumes, während einer Periode von 14 Jahren nach Einführung der verbesserten Sanitätsverhältnisse ein constantes Sinken der Mortalität und eine fast regelmässige Abnahme der Todesfälle durch Typhus (von 5845 in 1847 auf 390 in 1860), das schien gewiss ein sicheres und unzweifelhaftes Resultat! Wer konnte daran denken, es werde sich nun mit einem Male die Sache umkehren und von Jahr zu Jahr die Zahl der Todesfälle und speciell die der Typhus-Sterbefälle sich vermehren?

Nehme man doch dagegen das Beispiel einer Stadt, welche der Schwemmkanäle entbehrt und welche von den Schwemmfreunden als ein Greuel betrachtet wird, das Beispiel von Berlin. In dem Gutachten der Wissenschaftlichen Deputation über die Canalisation von Berlin (S. 10) ist erwähnt, dass in der Zeit von 1851—1860 die Sterblichkeit im Durchschnitt 26,7 p.M. betrug; mit anderen Worten, sie stand zwischen der Sterblichkeit der Jahre 1859 und 1860 in Liverpool. Allein im Jahre 1852 war die Wasserleitung in Berlin eingeführt; immer mehr Häuser wurden mit Waterclosets versehen; die Strassenreinigung und die Spülung der Rinnsteine wurden mit jährlich grösseren Opfern ausgeführt. War nicht in der verhältnissmässig günstigen Sterblichkeitsziffer die erste Folge der neuen Einrichtungen zu erkennen? Die Statistik ist auch hier leider sehr grausam. In dem Decennium von 1841—1850, also vor Einführung aller jener Verbesserungen, betrug die Sterblichkeit nur 26,4 p. M., obwohl in diese Zeit schwere Cholera-Epidemien fallen. Ja, wenn man einen ungleich längeren Zeitraum überblickt, so ergibt sich trotz der schlechten Einrichtungen für die Entfernung der Abtrittsstoffe, für die Reinigung der Strassen und Stromlaufe u. s. w. eine stetige Verbesserung des Gesundheitszustandes. Engel (Die Sterblichkeit und Lebenserwartung im preussischen Staate und besonders in Berlin während der Zeit von 1816 bis mit 1860. Berlin 1863. S. 55) gibt folgende Liste der Sterblichkeitsziffern für die Zeit von 1710—1860, also für 150 Jahre:

1711—1720	1 Gestorbenes	auf	25,40	Einw.
1721—1730	-	-	25,12	-
1731—1740	-	-	22,07	-
1741—1750	-	-	27,83	-
1751—1760	-	-	23,47	-
1761—1770	-	-	31,54	-
1771—1780	-	-	25,89	-
1781—1790	-	-	28,09	-
1791—1800	-	-	28,84	-
1801—1810	-	-	25,18	-
1811—1820	-	-	33,51	-
1821—1830	-	-	34,18	-

1831—1840	1 Gestorbenes auf	32,32	Einw.
1841—1850	- -	37,74	-
1851—1860	- -	37,33	-

Noch viel bemerkenswerther ist es, dass seit 1860 die Sterblichkeit wieder zugenommen hat. Die Zahl der Todesfälle betrug

1860 — 11,782
1861 — 15,164
1862 — 15,018
1863 — 17,508
1864 — 19,038
1865 — 21,903
1866 — 25,147 (Cholera).

Dass diese Zunahme nicht etwa einfach parallel mit der Zunahme der Bevölkerung ging, dafür sprechen sehr bestimmt die folgenden Zahlen, welche ich dem Verwaltungsberichte des Magistrats für das Jahr 1866, S. 4 entnehme. Es kam

	1858	1861	1864	
1 Geborener auf	28	26	25	Civileinw.
1 Trauung -	101	96	90	-
1 Todesfall -	37	35	32	-

Der Magistrat bemerkt dazu: „Die Geburten und Trauungen sind also noch intensiver gewachsen als die Bevölkerung, leider aber sind beide von der Sterblichkeit an Zunahme noch übertroffen worden. Man übersieht am Besten die Entwickelung dieser Verhältnisse, wenn man die Zahlen von 1858 überall = 1000 setzt und die Zunahme von 1861 und 1864 demgemäss berechnet.“ Dann stellen sich die Zahlen folgendermaassen:

	Bevölkerung	Geburten	Trauungen	Todesfälle
1858	1000	1000	1000	1000
1861	1119	1225	1182	1196
1864	1300	1474	1456	1504

Ich will keineswegs in Abrede stellen, dass man auch diese Zahlen, namentlich diejenigen der letzten Kategorie, prüfen kann in Beziehung auf Trinkwasser und Abtritte, indess gibt es doch noch andere Umstände, welche auf Gesundheit und Sterblichkeit der Einwohner einwirken, und vielleicht ist gerade in dieser Beziehung das Beispiel von Berlin lehrreich für die Besserung der Methode der Betrachtung. Längere Zeit hindurch war ich der Meinung, es werde sich ein constanter Zusammenhang zwischen der Zunahme der Sterblichkeit und der Abnahme im Verbrauche der Nahrungsmittel nachweisen lassen. Die Thatsache, dass in den letzten Jahren eine fühlbare Abnahme in den Erträgen der Mahl- und Schlachtsteuer eingetreten ist, schien dafür zu sprechen. Allein diese Abnahme geht nicht so weit zurück, als die vermehrte Sterblichkeit; ja, eine nach dem Muster der anderen Verhältnisse berechnete Liste über die städtische Mahl- und Schlachtsteuer ergibt ein ganz anderes Bild. Es betrug nehmlich der Antheil der Gemeinde an der Mahl- und Schlachtsteuer, einschliesslich der Braumalzsteuer:

1858	641,978	Thlr.	= 1000
1861	733,733	-	= 1142
1864	901,462	-	= 1404
1867	908,351	-	= 1415.

Da die Civilbevölkerung Berlin's

1858	438,961	Köpfe	= 1000
1867	683,673	-	= 1557

stark war, so zeigt sich freilich für dieses letztere Jahr gegenüber dem Anwachsen der Bevölkerung ein relatives Zurückbleiben in dem Ertrage der genannten Steuern, wie es sich auch anderweitig daraus ersehen lässt, dass der Gesammtbetrag derselben von 988,929 Thlr. in 1865 auf 908,351 Thlr. in 1867, also in 3 Jahren um 79,578 Thlr. zurückgegangen ist, während gleichzeitig die Civilbevölkerung Berlin's von 609,733 nach der Zählung vom December 1864 auf 683,673 nach der Zählung vom December 1867, also um 74,940 Köpfe gestiegen war. Allein für die Zeit bis 1864, während welcher die Zunahme der Steuern sogar proportional etwas stärker war, als die Zunahme der Bevölkerung, steht der grösseren Sterblichkeit vielmehr ein stärkerer Verbrauch an Lebensmitteln gegenüber.

Ich habe diese Betrachtungen absichtlich mitgetheilt, trotz ihres negativen Ergebnisses, um die Aufmerksamkeit der Gesundheits-Statistiker doch auch einmal wieder mehr auf diejenige Seite des Volkslebens hinzuweisen, welche nicht unmittelbar mit Trinkwasser und Abfuhr oder Schwemmkanälen zusammenhängt. In früherer Zeit war eine derartige Auffassung sehr verbreitet, und ich brauche wohl nur daran zu erinnern, dass Alison und viele andere erfahrene Aerzte in Grossbritannien und Irland gerade die Ausbreitung des Typhus in erster Linie auf Noth und Mangel bezogen haben.

Andere freilich haben diesen Zusammenhang geleugnet, den „Hungertyphus“ in Abrede gestellt und ein bloss zufälliges Zusammentreffen von Misswachs und Typhus angenommen. Ich war in sehr verschiedenen Perioden, 1848 in Oberschlesien, 1852 im Spessart, 1868 in Berlin veranlasst, diese Frage zu studiren (dieses Archiv Bd. II. S. 274. Die Noth im Spessart. Würzb. 1852. S. 53, 56. Ueber den Hungertyphus und einige verwandte Krankheitsformen. Berlin 1868. S. 37, 43), und wenn ich mich auch der Auffassung von der Möglichkeit der Erzeugung des Typhus durch blossen Mangel entgegensetzen musste, so habe ich mich doch der Thatsache nicht verschliessen können, dass die Umstände, welche Mangel erzeugen, einen entschiedenen Einfluss auf die Verbreitung des Typhus ausüben, ja dass der Mangel selbst diese Verbreitung in hohem Maasse begünstigt.

Allerdings gilt dies hauptsächlich von dem sogenannten exanthematischen Typhus, dem eigentlichen Fleckfieber, und nicht vom Abdominaltyphus. Jener war es, der, soviel bekannt, zum ersten Male seit dem Ende der napoleonischen Kriege, vom Frühjahr 1867 ab in unserer Stadt eine epidemische Form erreichte, und, was gewiss auffällig genug war, mit dem schnellen und anhaltenden Rückgange der Erträge der Mahl- und Schlachtsteuer zusammenfiel. Seine Ausbreitung traf gerade in die Jahre, wo unsere Stadt, während sie um mehr als 70000 Einwohner zunahm, fast 80000 Thlr. an Mahl- und Schlachtsteuer weniger einnahm. Erwägt man, dass der Staat eine gleiche Einbusse an derselben Steuer zu erfahren hatte, so beträgt der Rückgang der Erträge daraus in 3 Jahren mindestens 160,000 Thlr., also per Jahr mehr als 50,000 Thlr. Ein grosser Theil der Bevölkerung musste eben hungern.

Auch in Liverpool ist jedenfalls ein erheblicher Bruchtheil der steigenden Typhus-Sterblichkeit dem Fleckfieber zuzuschreiben, und ich bin daher gern geneigt, diese Zunahme nicht etwa dem Bestehen der Waterclosets und der Schwemmkanäle zuzuschreiben, wie es von den englischen Gegnern dieser Einrichtungen geschehen ist. Meine Erörterungen hatten nur den Zweck, an praktischen Beispielen zu erläutern, dass man in der Benutzung der Mortalitätszahlen zu Gunsten des Schwemmsystems etwas vorsichtiger sein möchte. Man gibt sonst den Gegnern nur zu leicht Anhaltspunkte für eine scheinbar noch mehr berechtigte Argumentation zu Ungunsten des Schwemmsystems in die Hand, sobald die Sterblichkeit, statt abzunehmen, in einer canalisirten Stadt zunimmt.

Schon im vorigen Jahrhundert hatte man die Thatsache festge tellt, dass die Sterblichkeit in den Städten im Ganzen grösser sei, als auf dem Lande, und in grossen Städten beträchtlicher, als in kleinen. Süssmilch (Die göttliche Ordnung in den Veränderungen des menschlichen Geschlechts. Berlin 1761. Th. I. S. 91) legt diese Verhältnisse mit grösster Bestimmtheit dar. Aber der sorgsame Statistiker war mit der blossen Constatirung der Thatsache nicht zufrieden; er stellte verschiedene Ursachen dafür auf (S. 102). Es waren dies folgende:

1) die grössere Sterblichkeit in der ersten Kindheit,
2) die verderbteren Sitten und die grössere Verbreitung der Syphilis,
3) der grössere Ueberfluss an Speisen,
4) mehr Leidenschaften und Sorgen,
5) die starken und hitzigen Getränke, sonderlich der Brandtwein,
6) die dickere Luft und ungesunde Atmosphäre,
7) die schnellere Ausbreitung ansteckender Seuchen,
8) die Verabsäumung der Armen und Kranken in ansteckenden Seuchen und Theuerung,
9) die in den Hospitälern u. s. w. sterbenden Fremden.

Die genauere Behandlung der öffentlichen Gesundheitspflege hat manche neuen Gesichtspunkte hinzugefügt, indess ist es wohl zeitgemäss, an jene etwas alten Betrachtungen einmal wieder zu erinnern, da ihre Richtigkeit auch jetzt noch zum grossen Theile aufrecht erhalten werden muss und da bei einer umfassenden Erörterung auch jene Gesichtspunkte neben der Frage vom Wasser und von den Excrementen ihre grosse Bedeutung haben. Insbesondere erinnere ich an den ersten jener 9, von dem ehrwürdigen Probst zu Cöln an der Spree aufgestellten Punkte. Wenn er für seine Zeit nachweist, dass in volkreichen Städten gemeiniglich die Zahl der im ersten Lebensalter gestorbenen Kinder $\frac{3}{10}$ der Gesammtzahl aller Gestorbenen ausmacht, so wird seine Angabe noch übertroffen von derjenigen in dem Verwaltungsberichte des Berliner Magistrats für 1866 (S. 7), wonach die Sterblichkeit der Kinder unter 1 Jahr von 32,13 auf nahezu 34 pCt gestiegen war.

Auf den ersten Blick könnte es scheinen, als habe die Sterblichkeit des ersten Lebensjahres am wenigsten mit Schwemmkanälen und den uns hier beschäftigenden Fragen zu thun. Indess die Listen des Ninth Report nehmen ausdrücklich auf dieselbe Bezug, und Buchanan theilt uns mit (p. 42), dass in den von ihm untersuchten Städten diese Sterblichkeit viel mehr abgenommen habe, als die Gesammtsterblichkeit aller Lebensalter. Gerade da, wo die Sterblichkeit der Kinder am schlimmsten gewesen sei, habe sich seit Einführung der Sanitätswerke der stärkste Rückgang gezeigt. Gewiss verdient diese Erfahrung die höchste Aufmerksamkeit, und ich bin um so mehr erstaunt, dass Eigenbrodt, der im Uebrigen die Mittheilungen des englischen Gesundheitsbeamten sorgfältig registrirt (a. a. O. S. 46—53), diesen Punkt gar nicht berührt. In Merthyr Tydfil sank die Sterblichkeit des ersten Jahres nach der Einführung der Sanitätswerke so, dass, statt früher 100 Kinder, jetzt nur je 76 starben, in Cardiff je 78, in Macclesfield 77. Was kann mehr bemerkenswerth sein, als eine Abnahme der Sterblichkeit desjenigen Lebensalters, welches fast $\frac{1}{3}$ aller Lebenden sterben sieht, um 22 und 24 pCt.? Typhus und Cholera, die gewöhnlichen Objekte der Aufmerksamkeit der Kanalfreunde, treten dagegen weit in den Hintergrund.

Es fragt sich nur, ist diese Annahme wesentlich der Canalisation und dem, was damit zusammenhängt, zuzuschreiben? Theoretisch liesse sich das denken. Diarrhoe (Intestinalkatarrh) und Diphtherie, die beiden schlimmsten Feinde des zartesten Lebensalters, lassen sich sehr wohl in Verbindung damit bringen. Leider fehlen in dem Ninth Report alle genaueren Augaben über die speciellen Krankheiten des ersten Jahres und wir müssen daher darauf verzichten, sie im Einzelnen zu prüfen. Auch halte ich mich für verpflichtet, darauf aufmerksam zu machen, dass in einigen recht bemerkenswerthen Fällen eine Vermehrung der Kindersterblichkeit stattgefunden hat. In Croydon betrug die Vermehrung 10 pCt., in Rugby 6 pCt., in Stratford on Avon 4 pCt., in Morpeth 3 pCt. Ich will die beiden letzteren Orte bei Seite lassen, weil in Stratford Masern, Scharlach und Keuchhusten, in Morpeth Keuchhusten in vermehrtem Maasse herrschten. Um so auffälliger sind die Zahlen für Croydon und Rugby. Nach dem Berichte von Buchanan (p. 52) haben sich in Croydon die Todesfälle durch Scharlach um 20 pCt, durch

Masern um 62 pCt., durch Keuchhusten um 37 pCt. vermindert, seitdem die Neuerungen eingeführt sind; in Rugby haben die Masern um 43 pCt., der Keuchhusten um 25 pCt. weniger Todesfälle herbeigeführt, während die Scharlach-Mortalität gleich blieb. Und doch eine so merkbare Steigerung der Kindersterblichkeit! Nun gehören aber gerade Croydon und Rugby zu den frühesten und am meisten gepriesenen Vertreterinnen der Sanitätsreform; jenes hat seine Neuerungen 1850 begonnen und 1853 die hauptsächlichsten derselben fertig gestellt, dieses begann 1851 und hatte nach 3 Jahren vollständige Canalisation, nur noch nicht ganz genügende Wasserwerke. Gerade diese beiden Städte waren es, welche 1856 auf dem internationalen Wohlthätigkeits-Congress zu Brüssel von F. O. Ward (Discours prononcé à la séance d'ouverture du congrès etc. Brux. et Lips. 1857. p. 21) in dessen weit bekannt gewordener Rede als Musterstädte aufgestellt wurden. Freilich hatte der Redner damals sehr übertriebene Vorstellungen von dem Einflusse der neuen Sanitätswerke mit ihrem „arteriellen und venösen System"; er schätzte die Abnahme der Mortalität in Croydon auf 47½ pCt. und in einigen anderen Städten auf 50 pCt., während nach der Liste von Buchanan die Abnahme der Gesammtsterblichkeit für Croydon nur 20 pCt. (mit Hinzurechnung der Cholera sogar nur 18½ pCt.), für Rugby gar nur 2½ pCt. und in keiner der sonst in der Liste aufgeführten Städte, wenn man die Cholerafälle mitrechnet, über 24 pCt. beträgt. Jedenfalls folgt daraus, dass man viel beobachten und ruhig abwarten muss, ehe man endgültige Erklärungen abgeben kann, und dass auch die jetzige Tabelle nicht so entscheidend ist, wie man vielfach angenommen hat [1]).

Es geht dies auch daraus hervor, dass es gewisse Orte gibt, wie Penzance und Ottery St. Mary [2]), wo die Sterblichkeitsziffer vor und nach der Sanitätsreform dieselbe geblieben ist, andere, wie Chelmsford und Alnwick, wo eine Zunahme der Todesfälle eingetreten ist, andere endlich, wie Bristol mit Clifton, Penrith, Worthing, wo eine ganz geringe Abnahme von 1—1½ pCt. stattgefunden hat. Buchanan bespricht diese Orte im Einzelnen und gibt

[1]) Man vergleiche die Debatten über die Mortalität von Croydon in der Med. Times and Gaz. 1868. Vol. I. p. 67, 103, 152.

[2]) Auch diese Stadt ist von Hrn. Ward (l. c. p. 25) ganz besonders rühmend hervorgehoben.

manche Erklärung für die weniger günstigen oder geradezu ungünstigen Erfahrungen. Ich will seine Erklärungen nicht beanstanden. Auch liegt es mir fern, mit diesen Erfahrungen gegen die Schwemmkanäle und die Waterclosets argumentiren zu wollen. Nur halte ich mich für berechtigt, unter Hinweis auf diese Thatsachen vor übertriebenen Hoffnungen und Versprechungen zu warnen. Fehler und Mängel können auch anderswo leicht begangen werden, und man sollte daher überall mit einer gewissen Mässigung vorgehen. —

Die grösste Ueberraschung in dem Berichte von Buchanan hat die Mittheilung erregt, dass in den mit Sanitätswerken ausgestatteten Städten auch die Schwindsucht in grossem Maassstabe abgenommen habe. Ich will übrigens gleich hinzufügen, dass er diese Verbesserung weder den Schwemmkanälen, noch der Wasserzufuhr, sondern der Trockenlegung des Bodens zuschreibt. Daraus folgt sofort, dass, um dieses Resultat zu erreichen, es nur einer ausgiebigen Drainirung des Bodens, also einer tiefen Siel- oder Kanalanlage bedürfen würde, neben welcher Abfuhr eingerichtet werden könnte. Es ist dies insofern wichtig, als einige Schwemmfreunde auch die Abnahme der Phthise den Schwemmkanälen zurechnen möchten, während Buchanan wiederholt die Trockenlegung des Erdbodens betont und den Einfluss der Canalisation ausdrücklich in Abrede stellt.

Sehen wir uns nach dieser Vorbemerkung die Sache genauer an, so ist es vielleicht gerathen, vorher zu erwähnen, dass auch das Gutachten der Wissenschaftlichen Deputation, ganz abgesehen von der Frage der Auswurfsstoffe, eine tiefliegende Canalisation zur Entwässerung und Trockenlegung des Bodens unserer Stadt als durchaus nothwendig anerkennt, indem es auf die grosse Zahl bewohnter Keller und auf die aus feuchtem Boden sich in die Luft und die Brunnen verbreitenden Unreinigkeiten hinweist. Dass Kellerwohnungen und überhaupt dumpfe, feuchte Wohnräume zu Phthise disponiren und daher die Mortalität steigern, ist eine alte Annahme und die Angaben von Buchanan schliessen sich insofern einem wissenschaftlich geläufigen Gedankenkreise an. Das Ueberraschende lag in der Schnelligkeit der günstigen Wirkung der Drainirung und in der Höhe der Zahlen. Denn die Abnahme soll in 5 Städten über 10, in 2 über 20, in 4 über 30, in 4 über 40 pCt. der früheren Schwindsuchts-Mortalität betragen haben; ja, in Salisbury, dem am meisten begünstigten Orte, soll ein Nachlass von 49 pCt. (bei einer früheren Schwindsuchts-Mortalität von 44⅜ p.M. aller Todesfälle) eingetreten sein (p. 48). Dabei ist zu bemerken, dass die Anlage der Sanitätswerke in Salisbury 1853 begann und 1855 vollendet wurde, dass jedoch 1856 erst die Hälfte der Häuser mit dem neuen Entwässerungs- und Wasserleitungs-System verbunden und auch 1865 noch nicht sämmtliche Häuser in Verbindung gesetzt waren (p. 151, 152).

Buchanan verwahrt sich allerdings in einer Anmerkung dagegen, als könne die ärztliche Terminologie oder Diagnose, verbesserte Heilmethoden oder dergl. auf das von ihm angegebene Resultat einen Einfluss gehabt haben. Ich bin trotzdem nicht ganz beruhigt in Beziehung auf eine andere Rubrik der Tabellen des Ninth Report, ich meine in Beziehung auf diejenige, welche die Ueberschrift „Lungenkrankheiten“ führt. Sonderbarerweise findet sich in nicht wenigen Städten gegenüber einer Verminderung der Phthise eine Vermehrung der Lungenkrankheiten aufgeführt:

	Phthise		Lungenkrankheiten		
Leicester	—41 bis 32	pCt.	+28	pCt.	(Alte Leute)
Merthyr Tydfil	—11	-	+16	-	(Kinder)
Cheltenham	—26	-	+ 3	-	(Alte)
Macclesfield	—31	-	+14	-	(Kinder)
Dover	—20	-	+14	-	(Alte)
Penzance	— 5	-	+28	-	(Alte)
Salisbury	—49	-	+ 3	-	(Kinder)
Ely	—47	-	+12	-	
Worthing	—36	-	+26	-	(Alte)
Morpeth	— 8	-	+28	-	

Ein solches Zusammentreffen ist gewiss verdächtig, zumal wenn man erwägt, wie die Begriffe Phthise, Schwindsucht (consumption), Tuberkulose, käsige, skrofulöse oder strumöse Pneumonie, chronische Bronchitis und Bronchiectasie, chronische Pneumonie u. s. w. durcheinanderlaufen, und wie wenig Sorgfalt viele Aerzte, selbst nachdem sie eine Autopsie veranstaltet haben, auf die Unterscheidung dieser Namen legen. In der That ist Phthisis doch nur ein Collektivbegriff für eine gewisse Reihe von Krankheiten, unter denen wenigstens die Mehrzahl Lungenkrankheiten sind; wo liegt die Grenze zwischen Phthisis und Lungenkrankheiten?

Schon der englische Bericht erwähnt eine nicht ganz geringe Zahl von Städten, in denen kein Erfolg in Bezug auf die Phthisis erzielt wurde, oder in denen sogar eine Steigerung der Todesfälle durch Schwindsucht nach Einführung der Sanitätswerke stattfand. Ich will diese Städte, zugleich unter Hinzufügung der Columne für die Lungenkrankheiten, hier kurz zusammenstellen:

	Phthise	Lungenkrankheiten	
Carlisle	+10 pCt.	+23 pCt.	(Kinder)
Chelmsford	± 0 -	+24 -	(Kinder)
Alnwick	+20 -	+44 -	
Brynmawr	+ 6 -	+10 -	(Kinder)
Ashby-de-la-Zouch	+19 -	± 0 -	
Ottery St. Mary	(stationär oder vermehrt).	—	

Von Carlisle und Chelmsford bemerkt der Bericht (p. 49) selbst, dass sie ihr Grundwasser vollständiger entfernt zu haben scheinen, als einige Städte, welche in Beziehung auf Verminderung der Phthise günstiger stehen; er ist daher geneigt, diese beiden Orte als Ausnahmen von der Regel anzusehen. Wenn er umgekehrt Worthing und Rugby für günstiger gestellt in Beziehung auf die Verminderung der Schwindsuchts-Sterblichkeit hält, als andere Städte, wo die Entfernung des Grundwassers vollständiger war, so ist dies in Beziehung auf Worthing zweifelhaft, wenn man, wie oben geschehen, auf die Lungenkrankheiten Rücksicht nimmt. Als eigentliche Musterorte erscheinen folgende Orte:

	Phthise	Lungenkrankheiten	
Bristol mit Clifton	—16 pCt.	— 2 pCt.	
Cardiff	—17 -	— 4 -	
Croydon	—17 pCt.		
Newport	—32 -	—15 -	(Kinder)
Warwick	—19 -	—22 -	
Banbury	—41 -	± 0 -	
Rugby	—43 -	—10 -	(Erwachsene)
Penrith	— 5 -	— 9 -	(Alte)
Stratford	— 1 -	—27 -	

Die Zahl dieser Städte und die Grösse der Minder-Verluste, zumal wenn man einige Fälle aus meiner ersten Zusammenstellung über die Schwindsuchts-Sterblichkeit hinzunimmt, ist so erheblich, dass man trotz aller von mir hervorgehobenen Bedenken die hier vorliegenden Thatsachen für überaus bedeutungsvolle halten muss. Ja, ich trage kein Bedenken, es auszusprechen, dass die beiden von mir erörterten Punkte, die verminderte Sterblichkeit der Kinder unter 1 Jahr und die Abnahme der Todesfälle durch Phthise und Lungenkrankheiten wichtiger erscheinen, als die bisher im Vordergrunde der Untersuchungen stehenden beiden Krankheiten, Cholera und Typhus. In Beziehung auf die Phthise hat dies schon John Simon in dem Report selbst (p. 17) hervorgehoben, und ich wiederhole der Wichtigkeit wegen seine Bemerkungen. Er sagt; „Die Thatsache, dass in einigen Fällen die verminderte Sterblichkeit an Phthise bei Weitem die grösste, wenn nicht die einzige erreichte Verbesserung ist, welche in der Ortsgesundheit eingetreten ist, hat überaus grosses Interesse und Bedeutung, wenn man sich des Umstandes erinnert, dass Schwemmkanäle, durch welche die Austrocknung des Bodens bewirkt wird, jedesmal nothwendig vorangehen müssen und zuweilen sogar um Jahre vorangehen der Vollendung anderer Einrichtungen (Hausdrainage, Beseitigung der Abtritte u. s. f.), von denen das Aufhören verschiedener anderer Krankheiten abhängt. So in Bezug auf die zwei grössten hier betheiligten Bevölkerungen, die von Bristol und Leicester, kann unzweifelhaft die verhältnissmässig geringe, bis jetzt erzielte Wirkung in Bezug auf die allgemeine und diarrhoïsche Sterblichkeitsziffer dieser Städte, sofern man sich nicht täuscht, auf die Kürze der Zeit bezogen werden, während welcher die Einrichtungen für die Reinigung der Häuser und ihrer Dependenzen im Einzelnen vollendet und in Wirksamkeit sind; aber eine Verminderung von bereits $\frac{1}{6}$ in der Schwindsuchts-Sterblichkeit von Bristol und eine solche von $\frac{1}{4}$ in Leicester hängen anscheinend zusammen mit der Thatsache, dass in beiden Städten Sammelkanäle in grossem Maasstabe mit mehr oder weniger Trockenlegung des Bodens vergleichsweise viele Jahre bestanden. Und Rugby, welches, so lange es auch schon an der Arbeit ist, doch noch nicht dahin gelangt ist, der endemischen Diarrhöe und des Typhoidfiebers Herr zu werden, zeigt wenigstens das Ergebniss seiner Hauptdrainirwerke, dass seine Schwindsuchts-Sterblichkeit um 43 pCt. gefallen ist."

Diese Thatsachen sind um so mehr auffallend, als man nach vielfachen Erfahrungen berechtigt ist, anzunehmen, dass in Sumpfgegenden, welche ausgetrocknet werden, Lungenschwindsucht in vermehrter Menge auftritt. Schönlein hatte diesen Satz aufgestellt und Andere haben ihn vertheidigt (Boudin Traité de géogr. et de statistique médicales. Paris 1857 T. II. p. 635.) Andererseits hat neuerlichst Buhl für München die Sterblichkeit an Tuberkulose mit den Schwankungen des Grundwassers verglichen und gar keinen Zusammenhang gefunden (Zeitschrift für Biologie. 1868. Bd. IV. S. 36). Es liegen hier also noch Widersprüche vor, die im Augenblick unlösbar sind. Buchanan (p. 49) findet einen ganz constanten (large and pretty constant) Zusammenhang zwischen den Schwankungen der Phthise und den Einwirkungen auf den Stand des Grundwassers; beide haben sich nach ihm in gleichem Maasse verändert. In Leicester sei eine Zeit der grösseren Verminderung des Grundwassers mit einer grösseren Verminderung der Schwindsuchts-Sterblichkeit zusammengefallen, und zwar so lange, als die Schwemmkanäle im Weiterbau waren, und eine kurze Zeit nachher. Seit der Vollendung der Werke habe man Grund zu der Annahme, dass wiederum Wasser in den Untergrund gestiegen sei, während auch die Schwindsuchts-Sterblichkeit wieder etwas zugenommen habe. In Penrith und Alnwick, wo man impermeable Röhren in compakte Kanäle gelegt habe, wo also keine ausgiebige Drainirung möglich war, sei auch keine Abnahme der Phthisis-Sterblichkeit eingetreten[1]).

Offenbar fehlen hier noch gewisse Mittelglieder, ohne deren Kenntniss eine volle Einsicht in den Zusammenhang der vorliegenden Thatsachen nicht gewonnen werden kann. Nur eine ungleich genauere Erörterung der örtlichen Verhältnisse, insbesondere eine speciellere Prüfung der Mortalitätsfälle, kann weiter helfen. Allein trotz dieser Unklarheit ist es nicht zu leugnen, dass in einer grösseren Zahl von Städten mit der Einführung der Sanitätswerke eine höchst auffällige Abnahme der Sterblichkeit an Phthise eingetreten ist, also wahrscheinlich auch die Phthise überhaupt sich vermindert hat. Die Verhältnisse von Salisbury hat schon früher Middleton erörtert und die grosse Verminderung der Schwindsuchts - Sterblichkeit nachgewiesen (Eigenbrodt a. a. O. S. 43). Nach Buchanan (p. 154) betrug die Sterblichkeit an Phthise da-

[1]) Nach den oben mitgetheilten Zahlen für Penrith ist dies aber doch der Fall gewesen.

selbst vor der Einrichtung der Werke $44\frac{1}{3}$, an Lungenkrankheiten $33\frac{2}{3}$, zusammen 78 auf 10,000 der Gesammtbevölkerung, nach der Ausführung der Werke dagegen an Phthise $22\frac{2}{3}$, an Lungenkrankheiten $34\frac{2}{3}$, zusammen $57\frac{1}{3}$, also die jährliche Abnahme $20\frac{2}{3}$. Auf eine Gesammtbevölkerung der Stadt Leicester von 68,000 bedeutet dies eine jährliche Verminderung der Todesfälle an Phthise und Lungenkrankheiten um 140. Es wäre zunächst zu untersuchen, in welchen Klassen der Bevölkerung und in welchen Häusern oder Haustheilen, ob etwa in Keller- oder Hofwohnungen die Phthise früher und jetzt ihre hauptsächlichen Opfer suchte. Jedenfalls müssen wir die erfreuliche Thatsache der Verminderung mit Anerkennung begrüssen. —

Ich komme jetzt zur Cholera. Nach Buchanan (p. 47) hat diese schwerste epidemische Krankheit in den aufgeführten Städten einen immer mehr „harmlosen“ Charakter angenommen. Während die Epidemie von 1848—49 noch recht schwere Verluste brachte, waren dieselben in 1854 ungleich geringer und in 1866 sehr mässig. Die Thatsache ist nicht zu bestreiten; es fragt sich nur, ob sie mit der Einrichtung der Sanitätswerke in so innigem Zusammenhange steht, als der Bericht annimmt. Meiner Ansicht nach ist dies höchst zweifelhaft. Eine epidemische Krankheit von so ausgemacht ausländischem Ursprunge, wie die Cholera, lässt sich nicht ebenso beurtheilen, wie eine andere epidemische Krankheit, welche stets irgendwo im Lande, also einheimisch ist, oder welche wenigstens im Lande selbst ihren Ursprung nimmt. Zu einer starken Entwickelung der vom Auslande eingeschleppten Epidemien gehören offenbar örtliche Bedingungen, aber die erste Voraussetzung ist die Einschleppung. Wenn in Alnwick 1848—49 eine Cholera-Mortalität von 20,5 p.M. stattfand, dagegen 1854 und 1866 Niemand starb, so beweist dies gewiss ebensowenig für die Sanitätswerke, als wenn im Jahre 1837 Berlin eine schwere Epidemie hatte und fast ganz England von der Krankheit verschont blieb. Das Inselreich ist in dieser Beziehung bevorzugt vor den Continentalstaaten. Scheinbar beweisend ist dagegen, wenn Bristol 1848—49 eine Mortalität von 26,7, 1854 von 8,4, 1866 von 2 p.M. hatte. Aber auch die Gesammtepidemien hatten in England einen ähnlichen abnehmenden Gang. Es betrug nehmlich die Sterblichkeit an Cholera in ganz England:

1848—49	3,14 p.M.	
1854	1,09 -	
1866	0,68 -	

Schwerlich wird man dieses Ergebniss den Sanitätswerken allein oder auch nur überwiegend zuschreiben wollen. In Berlin finden wir eine noch weit stärkere Abnahme. Die Cholera-Mortalität betrug:

1848—49	12,0 p.M.	
1850	1,7 -	
1852	0,4 -	
1853	2,2 -	
1854	—	(einzelne Fälle)
1855	3,2 -	
1857	—	(einzelne Fälle)
1859	—	(desgleichen).

Dies hinderte aber nicht, dass 1866 wieder eine neue Epidemie mit einer Mortalität von 9,2 p.M. auftrat.

Leider schreiten unsere Kenntnisse in der Aetiologie der Cholera noch immer sehr langsam vorwärts, und ich bedaure, sagen zu müssen, dass auch trotz der neuesten Arbeiten wir noch immer nicht am Ende unseres Wissens sind. Seit einer Reihe von Jahren habe ich mich gegenüber der etwas ungestümen Bewegung auf diesem Felde schweigend verhalten; die Bedeutung, welche die Auffassung von der Cholera für die Cloakenfrage hat, bestimmt mich, meine Stellung kurz zu bezeichnen. Ich muss dabei auf einige frühere Veröffentlichungen zurückgehen.

Während der Berliner Epidemien von 1848 und 1849 hatte ich Gelegenheit, eine grosse Menge von Untersuchungen zu machen; ihre Hauptergebnisse finden sich in der damals von mir herausgegebenen Medicinischen Reform, namentlich in den darin enthaltenen Sitzungsberichten der Gesellschaft für wissenschaftliche Medizin. Die anatomische Geschichte der Krankheit ist meiner Meinung nach dadurch um ein Wesentliches gefördert worden. Möge man mir erlauben, ein paar Punkte speciell zu bezeichnen, von denen einzelne noch jetzt nicht genügend gewürdigt werden. Ich habe damals zuerst die diphtherische Form der Krankheit unterschieden und zugleich gezeigt, dass sie nicht bloss im Darm, sondern auch in der Scheide, in den Harnwegen, der Gallenblase, dem Rachen vorkommt (Med. Reform S. 50, 64, 82, 89, 105, 135).

Ebenso wies ich zuerst das Vorkommen constanter, mit Katarrh beginnender und zu parenchymatöser Entzündung fortschreitender, mit Albuminurie verbundener Erkrankungen der Nieren (S. 82, 89, 107), sowie jene Veränderungen am weiblichen Sexualapparat nach, die ich später (Gesammelte Abhandlungen S. 766) pseudomenstruale genannt habe. Andere Punkte übergehe ich, indem ich nur bemerke, dass die erst nach den meinigen begonnenen und in grösserem Detail veröffentlichten Arbeiten von Reinhardt und Leubuscher (dieses Archiv Bd. II. S. 409) Manches weiter entwickelt haben, was ich schon besprochen hatte. Besonderen Werth aber lege ich darauf, dass ich zuerst und zwar in den Sitzungen am 2. und 30. October 1848 (Med. Reform S. 106, 139) die Analogie der Cholera mit putrider Infection dargelegt habe und zwar nicht bloss speculativ, sondern auf Grund eigener experimenteller Arbeiten mit Einspritzung fauliger Substanzen in das Blut. Ich schloss daraus auf die Anwesenheit einer „organischen, in chemischer Umsetzung begriffenen" Substanz in der Cholera und betrachtete die letztere als eine allgemeine Vergiftungskrankheit.

Diese Auffassung vertheidigte ich in späteren Sitzungen gegen verschiedene Angriffe, namentlich gegen Leubuscher. In der Sitzung vom 6. November 1848 (Med. Ref. S. 150) hob ich zunächst die Analogie mit den Arsenikvergiftungen hervor, bei welchen die Erscheinungen am Darm auch nicht von der lokalen Wirkung des Giftes allein abhingen. „Werde man durch diese Aehnlichkeit, welche bekanntlich so weit gehe, dass man gesagt habe, zur Zeit einer Cholera-Epidemie könne man ungestraft Arsenikvergiftungen vornehmen, auf die Annahme einer Intoxication des Blutes geführt, so deute die Beziehung der Cholera zur Intermittens noch mehr darauf hin. Fast immer seien den Cholera-Epidemien Wechselfieber-Epidemien voraufgegangen; auch diesmal seien die Wechselfieber seit 2 Jahren in unerhörter Heftigkeit erschienen. Dass aber das Wechselfieber aus einem Miasma hervorgehe, leugne Niemand, wenn auch noch Keiner das letztere dargestellt habe; es sei aber wahrscheinlich eine durch chemische Umsetzung entstehende, in einer fortgehenden Umsetzung begriffene, flüchtige Substanz. In Messina sei eine Epidemie ausgebrochen, als man das Strassenpflaster aufriss und den Boden umwühlte; in Texas seien die Ansiedler bösartigen Wechselfiebern ausgesetzt, wenn sie ihre Wohnungen so anlegten, dass der Wind ihnen die Ausdünstungen des frisch umgeackerten Bodens zuführe; auf Corsica zeigten sich Intermittenten auf felsigem, hoch gelegenem Terrain, wenn der Wind über Sümpfe dahin komme. Bei der Cholera könne das Miasma vielleicht noch palpabler sein, denn manche Beobachter sprächen von auffallenden Veränderungen in der Atmospäre, und es gäbe nicht wenig Menschen, welche die Cholera riechen zu können behaupteten. Habe man so auf der einen Seite eine unzweifelhafte Vergiftung, welche die Symptomatologie der Cholera hervorbringe, auf der anderen eine durch ein nicht direct nachweisbares Miasma bedingte und mit der Cholera in einer bestimmten Beziehung stehende Krankheit, so wachse die Wahrscheinlichkeit einer Infection doch wohl." Auf neue Einsprüche legte ich meinen Gedankengang noch einmal bestimmter dar: „Eine unzweifelhafte Vergiftung (Arsenik) bringt eine der Cholera sehr ähnliche Krankheit hervor; es entsteht also die Vermuthung, dass die Cholera auch eine Vergiftungskrankheit sei. Nun besteht eine Beziehung der Cholera zur Intermittens, welche gleichfalls als Vergiftungskrankheit betrachtet werde und deren Miasma man aus der chemischen Umsetzung organischer Substanzen herzuleiten gezwungen sei; es entsteht also die weitere Vermuthung, dass auch das Cholera-Miasma eine ähnliche Entstehung habe. Die diphtheritischen Entzündungen deuteten auf ein fauliges Miasma und die Experimente mit putriden Stoffen unterstützten diese Ansicht."

Auch Steifensand (Das Malariasiechthum. Cref. 1848. S. 186) besprach um jene Zeit die Beziehungen der Cholera zur Malaria, in dem Sinne, dass die Malariadyskrasie allerwärts die Prädisposition für die Cholera bilde [1]). Ich bemerke dabei ausdrücklich, dass dieser Autor das Malaria-Miasma in einer mit Wasserdunst geschwängerten Luft sucht (S. 52), welche aus dem Boden gewisse Stoffe aufgenommen hat, und dass er eingehend die Bedingungen erörtert, unter denen diese Stoffe in dem Boden entstehen (S. 20, 26). Der Fluctuationen in dem Niveau des Grundwassers gedenkt er nicht

[1]) Bald nachher hat er diese Ansicht in einem besonderen Schriftchen (Die asiatische Cholera auf der Grundlage des Malaria-Siechthums. Cref. 1848.) weiter entwickelt.

bloss (S. 56), sondern er führt auch aus, wie bei dem Eintrocknen des Wassers in den oberflächlichen Schichten des Erdbodens die Zersetzungsprozesse in der Tiefe fortdauern, indem „die Luft in die früherhin vom Wasser eingenommenen Interstitien eindringt und auf die organischen Substanzen auf eine beträchtliche Tiefe in den Sumpfboden hinein einwirken kann (S. 27), und wie gerade in solchen Schwankungen des Wassergehalts die Bedingung der Malariabildung gegeben ist. Ich erwähne diess nicht etwa, um anzudeuten, als sei Steifensand der Entdecker der Lehre vom Grundwasser. Auch er fand dieselbe schon als eine bekannte vor.

Es war jedoch bekanntlich erst bei Gelegenheit der Cholera-Epidemie von 1854 in München, dass die Frage von der Verbreitung der Cholera in eine noch nähere Beziehung zum Grundwasser gesetzt wurde. Die von Pettenkofer aufgestellte und seitdem sehr populär gewordene Auffassung trat in Begleitung mehrerer anderer Lehren auf, welche in nächste Verbindung damit gebracht waren, und das so hergestellte System wurde von den Regierungsbehörden in Bayern mit einer so grossen Sicherheit als Abschluss der Cholerafrage bezeichnet, dass ich mich veranlasst fühlte, meinen Zweifeln Ausdruck zu geben. Es kam hinzu, dass Pettenkofer selbst, indem er eine alte Behauptung Schönlein's, von der man nicht einmal weiss, ob sie mehr Behauptung oder mehr Nachrede war, aufnahm, in einem besonderen Gutachten (Beilage zu No. 128 des Würzburger Anzeigers von 1855) die gewagte Thesis aufstellte, Würzburg werde nie der Sitz einer Cholera-Epidemie werden. „Nach meiner Ansicht“, sagte er, „kann Würzburg seine Thore gastfreundlich den Cholera-Flüchtlingen öffnen, ohne besorgen zu dürfen, eine Epidemie unter ihre Bewohner zu bringen.“ Dieses Gutachten berührte mich um so mehr, als ich damals in Würzburg selbst lehrte und einige Veranlassung hatte, die berührten Verhältnisse aus eigener Anschauung kennen zu lernen.

Nach den wörtlichen Anführungen meiner schon früher gewonnenen Auffassung, welche ich oben gegeben habe, liegt es auf der Hand, dass in mehreren wesentlichen Punkten meine Argumentation mit der neuen Münchener verträglich war. Ich hatte die Cholera als eine Infektionskrankheit bezeichnet, deren Miasma den bei fauligen Vorgängen entstehenden Körpern analog sei und nahe Beziehungen zu dem Intermittens-Miasma, also zu einem im Boden erzeugten Stoff darbiete. In München hatte man angenommen, dass der Cholerastoff sich durch eine weitere Zersetzung der Darmdejektionen entwickele, und Pettenkofer speciell hatte nachzuweisen gesucht, dass diese Zersetzung in porösem Erdboden unter Betheiligung, namentlich unter Sinken des Grundwassers erfolge. Es war diese Auffassung, wie leicht ersichtlich, nicht nur in keinem Gegensatze zu der meinigen, sondern im Gegentheil, sie erschien vielmehr als eine speciellere Fortführung derselben. Wenn ich trotzdem Bedenken trug, sie anzunehmen, so geschah es einerseits, weil ich mehrere einzelne Punkte, z. B. den von einer relativ späten Entwickelung des Cholera-Contagiums (oder Miasma's) aus den Dejektionsmassen für bedenklich hielt, andererseits weil die vorhandenen Thatsachen dadurch nicht ausreichend erklärt wurden.

Damals gab ich meinen Bedenken in einem offenen Briefe an Schönlein (Deutsche Klinik 1855. No. 4) Ausdruck, welcher mich zunächst in eine, in der Augsburger allgemeinen Zeitung geführte Polemik mit Hrn. Pfeufer, später in einem französischen Blatte mit Hrn. Pettenkofer (Gaz. hebd. de méd. et de chir. 1856. No. 13) verwickelte. Ich kann gegenwärtig wohl hervorheben, dass ich dem Letzteren, als wahrem und eifrigem Forscher, meine Anerkennung nie versagt habe, wenn ich auch das Grundwasser, wie manche seiner begeisterten Anhänger, nicht für seine Entdeckung hielt und demselben denjenigen Werth für die Cholerafrage nicht beilegen zu dürfen glaubte, welchen er selbst demselben vindicirte. Diese Meinung habe ich noch jetzt, und ich werde in Nachstehendem versuchen, sie kurz zu begründen.

Die Ansicht von Pettenkofer geht bekanntlich dahin, dass nicht der geologische Charakter des Erdbodens, wie man früher vielfach annahm, für die Entwickelung einer localen Cholera-Epidemie von Bedeutung sei, sondern der physikalische Charakter desselben, nehmlich eine gewisse Porosität des Oberbodens bei einer undurchlässigen Unterlage. Indem sich das Wasser in die porösen Schichten einsenke, gelange es bis auf die undurchlässige Unterlage und bilde hier eine Grundwasserschicht, welche je nach den Zuständen der Atmosphäre und des Abflusses in ihrer Höhe wechsele. In dieses Grundwasser gelangten auch die Dejektionsstoffe der Cholerakranken, und wenn das Grundwasser sinke, so bleiben Theile derselben in den noch feuchten oder lufthaltig gewordenen oberen

Schichten des Bodens, und aus ihnen erzeuge sich gewissermaassen neu der Cholerakeim, möglicherweise ein besonderer Organismus.

Sehr natürlich hat sich der Streit alsbald an die Untersuchung des Grundwassers in Cholera-Orten geknüpft. Ein Gegner nach dem anderen ist aufgetreten, um mitzutheilen, dass dieser oder jener Ort von der Cholera heimgesucht sei, der auf reinem Felsboden erbaut sei. Pettenkofer hat sich die Mühe nicht verdriessen lassen, diese Orte selbst aufzusuchen; er ist nach Krain, zuletzt selbst nach Malta und Gibraltar gegangen, um seinen Gegnern zu zeigen, dass sie Unrecht hatten: überall hat er Grundwasser gefunden. Poröser Fels, zertrümmertes und zerfallenes Gestein hat sich als eben so geeignetes Material für Infiltrationszustände ergeben, wie Sand und Mergel. Wie mir scheint, lässt sich dagegen nichts einwenden, als dass es wahrscheinlich keinen Ort, wenigstens keine Stadt geben dürfte, wo ähnliche Untersuchungen nicht mit Erfolg gekrönt werden möchten. Auch der festeste Fels hat gewisse Vertiefungen, Einsenkungen, Mulden und Thäler, welche mit losem Material gefüllt sind, bald grössere, bald kleinere. Einem aufmerksamen Beobachter werden sich daher an allen möglichen Orten feuchte, von Wasser und unreinen Flüssigkeiten durchtränkte, mehr oder weniger poröse Schichten oder Lagen darbieten, welche sich der Theorie anpassen. Auf diese Art kann leicht mehr bewiesen werden, als der Theorie dienlich ist. Auch hängt es, wie mir scheint, sehr von dem guten Willen des Beobachters ab, was er sehen wird. Ist, wie in Lyon, keine Cholera-Epidemie dagewesen, so liegt die Stadt auf reinem Felsboden; kommt, wie in Gibraltar, Cholera vor, so liegt auf dem reinen Felsboden irgendwo Schutt und poröse Auflagerung.

Andererseits hat Pettenkofer, wie ich schon auf der Naturforscher-Versammlung in Frankfurt a. M. (Tageblatt 1867. No. 3. S. 25) hervorhob, zu wenig die blosse Bodenfeuchtigkeit gegenüber dem Grundwasser berücksichtigt. Bei meinen Untersuchungen über die Krankheiten von Oberschlesien hatte ich die erstere ganz besonders in's Auge gefasst (dieses Archiv Bd. II. S. 147, 175) und schon damals darauf hingewiesen, dass ein Einfluss der Witterung auf den menschlichen Körper auch mittelbar stattfinden könne, indem die Witterung den Zustand der Erdoberfläche, den Wassergehalt des Bodens, die Vegetation, die chemischen Umsetzungen der in und auf der Erde befindlichen vegetabilischen und animalischen Substanzen bestimme (Ebendas. S. 271). Bodenfeuchtigkeit ist ein viel weiter verbreiteter und schon deshalb viel wichtigerer Zustand, als Grundwasser. Auch Pettenkofer hat, besonders in seiner neuesten Mittheilung (Zeitschr. f. Biologie. 1868. Bd. IV. S. 13), diese Differenz anerkannt, indem er die Grenze des Grundwassers nach oben da setzt, wo die Poren des Bodens noch ganz mit Wasser gefüllt und die Luft vollständig ausgetrieben ist. Dies ist gewiss richtig, aber dann ist es nicht mehr abzusehen, warum gerade das Grundwasser das Gefährliche sein soll. Nimmt man mit Pettenkofer an, dass „es sich um einen organischen Prozess im Boden handelt“ und dass dieser „nicht im Wasser selbst vor sich gehe“ (Ebendas. S. 23), muss also das mit unreinen Stoffen gemengte Grundwasser erst sinken, um einen Theil seiner Unreinigkeiten in dem nun dem Eindringen der Luft zugänglichen Boden zurückzulassen, damit der supponirte organische Prozess darin vorgehe, wozu da erst das Grundwasser? Kann denn nicht ein poröser Boden sich mit unreinen Flüssigkeiten unvollständig tränken, so dass er feucht wird, ohne jedoch Grundwasser zu bilden? und sollte nicht in einem solchen Boden ein sehr geeigneter Ort für organische Bildungen und Zersetzungen sein, wenn er anders so gelegen oder angeordnet ist, dass die Feuchtigkeiten nur sehr langsam verdunsten? Wenn es sich speciell um flüssige Fäcalstoffe handelt, können diese sich nicht ohne eigentliches Grundwasser in den Erdboden senken und dort Ausgangspunkt für mancherlei neue Gestaltungen werden? Wie mir scheint, gehen die Angaben Pettenkofer's über den Boden von Malta auf nichts Anderes heraus; wenigstens habe ich aus seinem Berichte nicht entnehmen können, dass es dort Grundwasser in jener strengeren Bedeutung des Wortes gibt.

Die Bedeutung des Grundwassers wird dadurch nicht aufgehoben. Denn es liegt auf der Hand, dass die Anwesenheit von wirklichem Grundwasser die anhaltende Feuchtigkeit auch höherer Bodenschichten und damit die Bedingungen für organische Prozesse im Boden sehr begünstigen kann. Nur ist das Grundwasser keine Conditio sine qua non der organischen Prozesse. Wissenschaftliche Untersuchungen über das Grundwasser und seine Schwankungen bleiben ein Desiderat der weiteren Erkenntniss und sollten so zahlreich als möglich ausgeführt werden. Drainirungen des Bodens sind sowohl für blosse Bodenfeuchtigkeit, als für wahres Grundwasser nützlich und an vielen Orten unentbehrlich.

Die Darstellung Pettenkofer's über den Zustand des Würzburger Erdbodens ist ein bezeichnendes Beispiel, wie verschieden man die Sachen ansehen kann. In seinem Gutachten von 1855 sagte er: „Es ist selbstverständlich, dass theils durch den Felsengrund, theils durch die Art der Anlage der Abtritt- und Dunggruben, der Bodenrinnen u. s. w. das Umsichgreifen einer jeden Verunreinigung des Grundes und Bodens der Stadt Würzburg durch Fäcal- und Kloakenstoffe unmöglich gemacht wird.“ Allerdings in der Theorie. Aber in der Praxis hatte ich mich selbst bei Anlegung neuer Strassenkanäle überzeugt, dass der aus ziemlich lose über einander geschichteten, bröckeligen Lagen von Muschelkalk bestehende Boden in dem Innern der Stadt feucht und geschwärzt ist durch massenhaft infiltrirte Unreinigkeiten. Hören wir, was jetzt die Commission der physikalisch-medicinischen Gesellschaft (Verhandlungen 1868. Neue Reihe. Bd. I. S. 62) sagt: „Unter den örtlichen Schädlichkeiten steht die Durchfeuchtung des Bodens oben an. Die Höhe des Grundwassers ist eine allgemeine Calamität Würzburg's; ein stets wasserfreier Keller ist so selten, wie ein weisser Rabe. — Mit grossen Kosten und Zeitaufwand sucht man sich durch öfteres Auspumpen die Keller gangbar zu erhalten; Dampfmaschinen werden in Bewegung gesetzt; es ist ein eitles Bemühen, denn der leer gepumpte Raum wird von dem überall zuströmenden Grundwasser so weit wieder gefüllt, bis dessen allgemeines Niveau erreicht ist. — Von den vielen flüssigen Abgängen der menschlichen Haushaltungen ist der feuchte Boden durchtränkt“ u. s. w. Man vergleiche damit das über die Kanäle auf S. 67 dieses Gutachtens Gesagte, sowie die Mittheilungen von Vogt (Amtlicher Bericht über die Epidemien der asiatischen Cholera des Jahres 1866 in den Regierungsbezirken Unterfranken und Aschaffenburg, Schwaben und Neuburg. München 1868. S. 65), und man wird sich nicht mehr wundern, wenn ich seiner Zeit die Prophezeiungen von Pettenkofer für höchst unsicher hielt, und wenn jetzt Vogt (S. 66) die Meinung ausspricht, Würzburg sei gerade hinsichtlich seiner Bodenverhältnisse besonders zu zymotischen Krankheiten disponirt. Wenn trotzdem und trotz der Einschleppung der Cholera bei Gelegenheit der preussischen Occupation im Jahre 1866 die Krankheit sich daselbst nicht zu einer eigentlichen Epidemie entwickelt hat, so würde daraus eher zu folgern sein, dass Pettenkofer's Lehre falsch sei, wenngleich seine darauf gegründete Prophezeiung sich bewahrheitet hat. Grundwasser ist da, Durchfeuchtung des Bodens mit Kloakenstoffen ist da, und doch keine epidemische Cholera. Man könnte dann doch an den geologischen Charakter des Bodens denken; man könnte vermuthen, der Kalk hindere die Bildung der Cholerakeime, aber nicht ohne Grund weist Vogt darauf hin, dass andere auf Muschelkalk gelegene Orte nicht frei bleiben. Ich weiss vorläufig keinen anderen Grund für die Würzburger Immunität anzuführen, als die langjährige Existenz städtischer Wasserwerke, aus denen der grössere Theil des Trinkwassers geschöpft wird.

Zu meinem Bedauern muss ich daher sagen, dass ich noch immer den Standpunkt meines Briefes vom Jahre 1856 in der Gazette hebdomadaire festhalte und dass meiner Meinung nach die Cholera-Aetiologie, obwohl man sie in München schon vor 14 Jahren als abgethan betrachtete, immer noch unter den unerledigten Aufgaben der Wissenschaft steht. Nur das wissen wir ganz bestimmt, dass, wenngleich die Porosität des Bodens gewiss von grosser Bedeutung ist [1]), es des Grundwassers zu ihrer Ausbreitung nicht bedarf. Die Verbreitung durch Wäsche von Cholerakranken ist nach den zahlreichsten Feststellungen einer der gewöhnlichsten und zugleich gefährlichsten Wege für die Verschleppung des Krankheitsstoffes, und dieser theilt sich bis dahin gesunden Personen mit, ohne dass er in den Erdboden gelangt oder in Grundwasser aufgenommen ist.

Damit soll aber nicht gesagt sein, dass er nicht unter Umständen der Bodenfeuchtigkeit und auch dem Grundwasser mitgetheilt wird und sich von da aus, sei es an die Atmosphäre, sei es an Trinkwasser der Grundbrunnen überträgt. Manche Thatsachen sprechen dafür, und ich möchte mich keineswegs so bestimmt gegen das Trinkwasser aussprechen, wie es Pettenkofer gethan hat,

[1]) Ein scheinbar sehr günstiges Beispiel liefert der Bericht von Corrado Tommasi (Il cholera di Palermo nel 1866. Palerm. 1867. p. 18), in welchem gezeigt ist, dass gewisse Stadttheile von Palermo, die noch im Mittelalter Meer waren und erst später ausgefüllt wurden, vorwiegende Sitze der Krankheit geworden sind.

noch so bestimmt gegen den Boden, wie es von Vogt geschieht. Es sind mehrere Wege der Verbreitung sehr wohl denkbar, und die Erfahrung scheint bis jetzt dagegen zu sprechen, dass nur ein einziger Weg angenommen wird. Nicht alle Fälle lassen sich auf dieselbe Weise erklären.

Eine endgültige Lösung dieser Schwierigkeiten wird schwerlich eher gelingen, als bis der Cholerastoff selbst nachgewiesen ist. Die neueren Arbeiten drängen alle auf einen wirklichen selbständigen Organismus, namentlich auf einen Pilz hin. Leider muss ich auch hier bekennen, dass die bis jetzt geschehenen Ermittelungen mir ungenügend zu sein scheinen. Pilze in den Cholerastühlen sind schon lange bekannt und nicht ohne einen gewissen Grund ist in der letzten Zeit für Böhm die Ehre der Entdeckung derselben in Anspruch genommen worden. Allein dies ist nur insofern richtig, als er den gewöhnlichen Gährungspilz im Darm Cholerakranker beobachtet hat (Die kranke Darmschleimhaut in der asiatischen Cholera. Berlin 1838. S. 57. Taf. I. Fig. XII); mit Recht bezog er dessen Vorkommen auf das den Kranken als gewöhnliches Getränk gereichte Bier (Weissbier), und es kann wohl nicht füglich die Rede davon sein, diesen Pilz als Cholerapilz zu bezeichnen. Aber auch die in den Dejektionen von Klob beschriebenen vibrionären Formen, sowie die von Thomé und Hallier gezüchteten Fadenpilze haben sich bis jetzt als specifische Gebilde nicht erwiesen. In Beziehung auf die botanische Prüfung dieser Angaben verweise ich auf die Ausführungen von de Bary (Virchow und Hirsch Jahresbericht für 1867. Bd. II. S. 243); ich bemerke für mich nur noch, dass auch ich mich nicht überzeugen kann, dass aus grossen Fadenpilzen jene kleinen, vibrionären Formen entstehen, die jetzt auch auf den Namen Micrococcus hören (Hallier, das Cholera-Contagium. Leipz. 1867. Fig. 3, 13, 16), gleichwie ich nie gesehen habe, dass diese kleinen Schizomyceten aus sich grosse Fadenpilze hervorbringen. In der Sache erwähne ich, dass ich schon in der ersten Leiche der Berliner Epidemie von 1848, am 31. Juli, im Darm derselben eine haferschleimartige, alkalische Flüssigkeit fand, „welche Eiweiss, Natron-Albuminat, Epithelialfetzen und zahlreiche Vibrionen enthielt"; am folgenden Tage constatirte ich in den gleichfalls haferschleimartigen und alkalischen Stühlen des nächsten Kranken „viel kohlensaures Ammoniak, Epithelialfetzen, Vibrionen und wimpernde Monaden" (Med. Reform S. 28). Später habe ich mich dahin erklärt, die in den Stuhlgängen vorkommenden parasitären Bildungen für Elemente der Fäulniss zu halten, da neben ihnen kohlensaures Ammoniak und ein durch Salpetersäure rosig werdender Zersetzungskörper vorkomme (Ebend. S. 106). 1849 beobachtete ich, dass der Darminhalt der frischen Leiche oben sauer, unten alkalisch reagirte, und dass sich nur hier Infusorien [1]), d. h. Fäulniss fanden, oben nicht (Ebendas. S. 272). Ich betrachtete also damals die Vibrionen nur als Zubehör der in den tieferen Abschnitten des Darms vorgehenden Fäulniss. Seitdem haben Pacini (Osservazioni microscopiche e deduzioni patologiche sul cholera asiatico. Firenze 1854. p. 7), Hassall (Appendix to report of the committee for scientific inquiries in relation to the Cholera-Epidemic of 1854. Lond. 1855. Pl. 25), R. D. Thomson (ibid. p. 286), Klob (Pathol.-anat. Studien über das Wesen des Cholera-Prozesses. Leipz. 1867) und Andere dieselben Formen beschrieben, und es ist mehr und mehr die wohl zuerst von Pacini betonte Ansicht hervorgetreten, man habe in ihnen das eigentliche Cholerawesen vor sich. Allein bis jetzt ist der entscheidende Beweis nicht geliefert. Sowohl die gewöhnlichen Vibrionen (Micrococcus), als die feinen Fäden (Leptothrix nach Hallier) habe ich im Darminhalt sehr oft bei den verschiedensten Krankheiten beobachtet und noch neuerlich während unserer letzten Fleckfieber-Epidemie in den dabei vorkommenden Diarrhöen wiederholt gesehen; auch habe ich zu einer Zeit, wo es keine Cholera bei uns gab, Monate lang einen kachektischen Kranken auf meiner Abtheilung gehabt, der an rebellischer Diarrhoe litt und bei dem auch in den frischesten Stühlen dieselben Formen in colossaler Menge fortwährend vorhanden waren. Damit stimmen die Angaben von Thomson (l. c. p. 286) und Hassall (l. c. p. 291) überein, und selbst Klob (a. a. O. S. 38, 46) findet mehr eine quantitative Differenz, als eine bestimmt nachweisbare qualitative. Trotzdem und ohne neue Beweise vorzubringen nimmt Farr, der dem Cholerastoff den Namen Cholrine beigelegt wissen will, als nahezu ausgemacht an, dass Vibrionen das Wesen desselben darstellen (Report on the Cholera Epidemic of 1866 in England. Lond.

[1]) Ich nannte nach dem damaligen Sprachgebrauch die Vibrionen Infusorien, wie man sie jetzt Pilze nennt.

1868. p. XIV, LXVI), und basirt darauf seine ganze Theorie; die Cholera-Wesen will er von nun an Cholrads genannt wissen.

Bei der Kleinheit der in Rede stehenden Bildungen und der Unmöglichkeit, sie nach dem jetzigen Stande unseres Wissens genau zu unterscheiden, kann ich die Hoffnung, es werde, vielleicht durch experimentelle Untersuchungen, gelingen, eine specifische Art der Vibrionen zu finden, nicht bekämpfen. Ich will daher den Gedanken, dass es einen Cholerapilz gebe, auch keineswegs verwerfen. Ich meine nur, dieser Pilz sei bis jetzt noch nicht sicher nachgewiesen. Mag man sich also immerhin das Cholera-Miasma als ein Pilzferment vorstellen, wozu vielerlei Gründe auffordern, so ist dies doch immer noch eine blosse Analogie, eine Möglichkeit, aber keine festgestellte Thatsache. Am wenigsten ist es dargethan, dass die Excremente von Cholerakranken nothwendig in den Erdboden gelangen müssen, um dort erst wieder die neuen Cholerakeime zu entwickeln. Der menschliche Darm und die Abtrittsgruben sind gewiss sehr geeignete Orte, um die Vervielfältigung von Vibrionen und anderen infusoriellen Pilzen stattfinden zu lassen, und nichts spricht dafür, dass das Grundwasser diese Vervielfältigung bedingt oder für dieselbe nöthig ist.

Wenn ich mich demnach bis jetzt gegenüber den herrschenden Doctrinen noch skeptisch verhalten muss, so bin ich doch fern davon, Ansichten zu theilen, wie sie kürzlich von Oesterlen (Choleragift und Pettenkofer, als Beitrag zum heutigen Stand der Cholerafrage. Tübingen 1868) entwickelt sind, Ansichten, nach welchen nicht bloss das Grundwasser und der Cholerapilz, sondern auch die specifische Natur der Krankheit und ihre Einschleppung durch den Verkehr der Menschen in das Reich der Fabeln verwiesen werden. Im Gegentheil, so sehr ich früher selbst Bedenken getragen habe, die Contagiosität der Krankheit zuzulassen, so bin ich doch durch die immer zahlreicheren Thatsachen vollständig überzeugt worden, und, wenn ich zugestehe, dass in vielen Fällen die Art der Einschleppung nicht unmittelbar dargethan werden kann, so weise ich um so mehr auf den naturwissenschaftlichen Grundsatz hin, dass man unbekannte Verhältnisse zunächst nach bekannten zu deuten versuchen muss. Gerade in der Geschichte der Cholera fehlt es aber an bekannten und wohl constatirten Thatsachen der unmittelbaren Einschleppung am wenigsten. Ueberdies muss man seine Augen vor dem Gesammtbilde jener grossen Wanderepidemien, die nun zu mehreren Malen einen grossen Theil der Erdoberfläche überzogen haben, geradezu verschliessen, um sich noch der Vorstellung von einer autogenen Entstehung der einzelnen Localepidemien zuwenden zu können.

In letzterer Beziehung ist nur eine Reservation zu machen. Es können durch örtliche Umstände ohne alle Einschleppung choleraähnliche (choleroide) Zufälle von sehr schwerem Charakter eintreten, welche einen ungeübten Beobachter irre führen. Ein besonders charakteristisches Beispiel ist dasjenige, welches Bonnet (Union méd. 1856. No. 46. p. 187), einer der Gegner der Cholera-Contagion, und in gewisser Weise ein Vorläufer Oesterlen's, für die Möglichkeit einer spontanen Genese der Cholera aus einer Epidemie von 1643 beibringt. Aus einer Schrift von Germain van der Heyden (Discours et advis sur les flux du ventre douloureux, sur le trousse-galant, dict choléra-morbus. Gand 1643) citirt er folgenden Fall: 5 Stunden nach dem Eintreten des Anfalles fand dieser Arzt den Patienten mit allen Zeichen eines tödtlichen Leidens, ohne Puls und Sprache, mit Ausleerungen von molkiger Flüssigkeit (liqueur semblable au clair lait), tief eingesunkenen Augen, so dass man sie kaum sehen konnte, Arme und Beine so zusammengezogen von Krampf und so ruhig (coyes), dass man keine Bewegung daran bemerkte, zugleich so kalt von Feuchtigkeit (moiteur) nach kaltem und klebrigem Schweiss, dass beim Ansehen und Anfühlen man ihn eher für todt als lebendig hätte halten müssen, und trotzdem genas derselbe durch das Laudanum Theophrasti zu vollständiger Gesundheit durch die Gnade Gottes.

In der neueren Zeit werden öfter Erzählungen beigebracht, wonach die Cholera an dieser oder jener Stelle ausgebrochen sei, nachdem eine alte Abtrittsgrube geöffnet und entleert wurde. So erwähnt Schiefferdecker in einem Bericht über die Cholera in Königsberg folgende Mittheilung des Präsidenten der ärztlichen Gesellschaft zu Antwerpen: „Im Sommer 1854 wurde eine auf dem Hofe des städtischen Krankenhauses belegene Cloake, in welche während der Cholera-Epidemie von 1849 die Ausleerungen der Erkrankten geworfen waren, behufs ihrer Reinigung geöffnet. Des folgenden Tages erkrankten in 3 Sälen, deren Fenster nach dem fraglichen Hofe gelegen waren, plötzlich über 30 Personen an der

Cholera, von denen 14 an der Krankheit starben. Die Cloake wurde sogleich geschlossen, und es erfolgten keine weiteren Erkrankungen, von denen man überhaupt seit 1849 in ganz Belgien nichts gehört hatte." Dieser Schilderung nach müsste man annehmen, dass das Cholera-Miasma sich in einer verschlossenen Abtrittsgrube 5 Jahre lang so wirksam erhalten könne, dass es in kürzester Zeit wieder die Krankheit hervorzubringen im Stande wäre. Aber war die Krankheit dieser Personen asiatische Cholera? Bekanntlich sind die Kriterien, nach welchen man die ächte, epidemische, asiatische Cholera von der sporadischen, der sogenannten Cholera nostras zu unterscheiden hat, so unsicher, dass im gegebenen Einzelfalle kaum irgend ein lebender Arzt mit voller Sicherheit sich auszusprechen vermöchte (Med. Reform S. 147, 150). Die asiatische Cholera hat eben die Fähigkeit, epidemisch zu werden, sich fortzuflanzen; die sporadische hat diese Fähigkeit nicht. Man wird also eine sichere Beweisführung erst antreten können, wenn man die epidemische Ausbreitung, die Genese durch Fortpflanzung, durch Vervielfältigung des Cholerastoffes, nachzuweisen im Stande ist; eine choleroide Krankheit, die sich nicht fortpflanzt, hat keinen Anspruch darauf, für asiatisch gehalten zu werden. Wahrscheinlich hat es sich auch im Antwerpener Falle nur um eine Form der putriden Infection gehandelt.

Wie schwer es ist, solche Fälle sicher festzustellen, zeigt das Beispiel aus der Berliner Epidemie von 1866, wo nach der Ausleerung einer Abtrittsgrube auf dem Hofe des städtischen Lazarets in der Wallstrasse neue Cholera-Erkrankungen vorkamen. Anfangs war man geneigt, dieses Beispiel als sehr beweiskräftig zu betrachten (Paul Guttmann, Berliner klin. Wochenschrift 1867. No. 6. S. 59. E. H. Müller, die Choleraepidemie zu Berlin im Jahre 1866. Berlin 1867. S. 53); die genaueren Berichte von Ad. Baginsky (Berliner klin. Wochenschr. 1867. Nr. 46. S. 401) haben den Werth desselben trotz der Einwendungen von Guttmann (Ebendas. Nr. 47. S. 496) stark in Frage gestellt, und die durch zahlreiche anderweitige Beobachtungen, namentlich aus Gefängnissen und Straf-Anstalten belegte Annahme, dass aus den Abtritten sich der Cholerastoff auf bisher gesunde Menschen übertrage, ist dadurch mindestens nicht sicherer geworden.

Ist es aber schon schwierig, die Entstehung neuer Cholera-

Erkrankungen aus Abtrittsgruben, welche die Excremente von Cholera und Cholera-Diarrhoe enthalten, bestimmt nachzuweisen, so fehlt es meines Wissens gänzlich an Beispielen, welche darthun, dass aus Cloaken, in welche nur gewöhnliche Ausleerungen gelangt waren, oder aus sonstigen Unreinigkeiten die Cholera sich zu entwickeln vermöge. Selbst in Indien ist die spontane Entstehung der Krankheit noch niemals sicher beobachtet worden, und Niemand kann angeben, seit wie langer Zeit die Cholera in ihrer „Heimath" besteht. Wie ist es nun möglich, die spontane Entstehung der Krankheit, welche überhaupt nie und nirgend beobachtet ist, als die naturwissenschaftlich allein zulässige Grundlage der Betrachtung hinzustellen? Nichts scheint mir überdies mehr verfehlt zu sein, als der Versuch von Oesterlen, die Thatsache, dass die Cholera durch den Verkehr der Menschen verbreitet wird, leugnen zu wollen. Man lese doch die Betrachtungen, welche unbefangene europäische Aerzte, wie F. G. Gmelin (in seinen Zusätzen zu der Uebersetzung von Mason Good's Abhandlung über die ostindische Cholera. Tübingen 1831. S. 56) und Ferd. Friedr. Reuss (in einem Zusatze zu seiner Uebersetzung der Nachrichten über die Cholera-Seuche in Hindostan. Stuttg. u. Tüb. 1832. Bd. II. S. 93) über die Contagiosität der Krankheit angestellt haben, zu einer Zeit, wo sie selbst dieselbe noch nicht gesehen hatten, aber wo die Thatsachen schon in Masse vorlagen. Damals kämpften die meisten derjenigen, welche die Krankheit in Indien beobachtet hatten, gegen ihre Contagiosität; es erging ihnen, wie es uns nachher in Europa ergangen ist, dass vor der Masse unerklärter Einzelfälle, vor der Fruchtlosigkeit der Sperrmaassregeln, vor der unerhörten Gewalt der Krankheit der Blick auf das Ganze sich trübte. Aber diese Zeit der ärgsten Verwirrung ist nun vorüber, und wenn auch noch viel zu voller Klarheit fehlt, so ist doch eine gewisse Zahl fester Punkte gewonnen, die wir uns nicht mehr streitig machen lassen wollen. Dazu gehört vor Allem das Gebundensein der Verschleppung der Krankheit an den Verkehr der Menschen und ihre Mittheilung durch verunreinigte Wäsche und Kleidungsstücke.

Für noch unerledigt halte ich die Frage von der Natur der an den Ort gebundenen Einflüsse. Die Beantwortung derselben erfordert zunächst eine Entscheidung darüber, ob die Luft oder das Wasser oder beide die Träger des Krankheitsstoffes sind. In dieser

Beziehung will ich hervorheben, dass die Thatsache der Mittheilung der Krankheit durch verunreinigte Wäsche mit Bestimmtheit dafür zu sprechen scheint, dass der Stoff sich durch die Luft übertragen kann und dass er, um wirksam zu sein, nicht erst wieder zu einem längeren Aufenthalte im Wasser gelangt zu sein braucht. Selbst bei der Erkrankung der Wäscherinnen wird man schwerlich annehmen können, dass es nicht die unreinen Stoffe der Wäsche selbst, sondern nur das Waschwasser sei, welches den Krankheitsstoff an sie abgiebt. Ist dies aber der Fall, so wird es auch nicht nöthig sein, dass der Stoff erst von den Abtritten aus in das Grundwasser kommt und von diesem wieder an das Erdreich abgegeben wird; vielmehr sollte man meinen, dass er auch ohne Grundwasser, sei es aus den Abtritten, sei es aus dem von da aus infiltrirten und feuchtgewordenen Erdboden an die Luft oder das Trinkwasser abgegeben werden kann.

Die Thatsachen, welche für das „Haften des Krankheitsstoffes am Boden" angeführt werden, sind gewiss bedeutungsvoll. Nichtsdestoweniger hat man ihren Werth überschätzt. Die Erfahrung hat gelehrt, dass gewisse Orte, die man Cholera-Orte, und Häuser, die man Cholera-Häuser nannte, in späteren Epidemien freigeblieben sind, gleichwie umgekehrt Orte, denen man eine Immunität zuschrieb, später von der Krankheit heimgesucht wurden. Macpherson (Cholera at its home. Lond. 1866. p. 22) hat diesen Wechsel auch für Ostindien constatirt. Er berichtet, dass, obwohl in Calcutta die Krankheit immer herrscht, doch gewisse Strassen, die früher wegen ihrer Gefährlichkeit fast vereinsamt waren, später nicht stärker litten, als andere Theile der Stadt, ferner, dass Gwalior, welches früher für immun galt, nachher 2 schwere Epidemien gehabt hat. Die Berliner Epidemie von 1866 hat ebenfalls das Resultat geliefert, dass bis auf wenige Ausnahmen die in derselben am meisten betheiligten Häuser nicht zu den aus früheren Epidemien als Cholerahäuser bekannten gehörten, ja dass überhaupt die Epidemie in auffallender Weise die neuerbauten Stadttheile heimsuchte, während ein grosser Theil der alten nur wenig zu leiden hatte. Auch in den preussischen Provinzen wurden zahlreiche Orte befallen, die noch nie vorher die Cholera gesehen hatten.

In manchen Städten ist das Verhältniss ein mehr constantes. In der sehr sorgfältigen Arbeit von Liévin (Danzig und die Cholera. Danzig 1868. S. 26) ist für Danzig, im Anschlusse an die Untersuchungen von Lissauer, nachgewiesen, dass die Morbidität eines Hauses oder eines Complexes von Häusern in Beziehung auf Cholera mit der allgemeinen Morbidität dieses Hauses oder Häusercomplexes Hand in Hand geht, und er hält sich deshalb berechtigt zu sagen, dass diejenigen Häuser oder Häusercomplexe, welche sich als von der Cholera bevorzugt erwiesen, in dem begründeten Verdachte stehen, allgemein krankmachende Einflüsse auf ihre Bewohner auszuüben und das Leben derselben in unverhältnissmässig hohem Grade zu bedrohen. Schwerlich wird man aber dieses Resultat generalisiren und auf alle Städte ausdehnen können. Die Untersuchungen der Morbidität einzelner Häuser gewinnen erst dann wirklichen Werth, wenn sie in's Einzelne gehen. Es ist ein grosser Unterschied, ob ein Haus von denselben Familien dauernd bewohnt wird oder eine mehr fluctuirende Einwohnerschaft hat, ob die Zuziehenden viele und junge Kinder haben oder überwiegend alte Leute sind, ob Masern und Scharlach oder ob Typhus und Ruhr die Bewohner heimsuchen.

Im Grossen und Ganzen haben die örtlichen Einflüsse in der Cholera einen wechselnden Charakter, und insofern hatte Pettenkofer gewiss Recht, wenn er die geologische Formation des Bodens ausschloss und das variable Element des Grundwassers in die Betrachtung einfügte. Seine Auffassung von der Bedeutung des letzteren ist jedoch gleichfalls eine veränderliche gewesen. Während er früher dem Grundwasser mehr eine prädisponirende Bedeutung beilegte, ist er in der späteren Zeit mehr und mehr dahin gekommen, es als die nothwendige Vorbedingung einer Epidemie, gewissermaassen als den Sitz der Krankheitskeime anzusehen. Obwohl, wie gesagt, eine definitive Entscheidung darüber nicht eher stattfinden kann, als bis der Cholerakeim oder Cholerastoff wirklich nachgewiesen ist, so kann ich doch schon jetzt meinen Zweifel nicht unterdrücken, dass die Fragestellung an sich falsch ist, indem es in manchen Epidemien auf die Bodenverhältnisse wahrscheinlich überhaupt nicht ankommt und in den anderen für das Grundwasser die Bodenfeuchtigkeit einzusetzen ist, von der das Grundwasser nur ein Theil, jedoch kein constanter und nothwendiger Theil ist. Dabei ist aber nicht zu übersehen, wie eng mit der Bodenfeuchtigkeit die Beschaffenheit der Luft über diesem Boden verknüpft ist, und wie wichtig gerade diese erscheint, wenn man erwägt, dass trockene Luft viel weniger geeignet ist, aus dem Boden Stoffe, zumal organische Stoffe aufzunehmen, als feuchte Luft und zwar namentlich nebelige und dunstige Luft (vgl. das Gutachten der Wiss. Deputation über die Canalisation von Berlin S. 16, 21).

Der von so vielen Seiten und aus so vielen Ländern bestätigte Zusammenhang von Cholera und Malaria, die Beziehung zwischen Cholera und Intermittens kann als ein bloss prädisponirendes und occasionelles Verhältniss gedacht werden. Man hätte dann im Sinne von Steifensand (Die asiatische Cholera auf der Grundlage des Malaria-Siechthums. Crefeld 1848. S. 29.) anzunehmen, dass die Malaria-Infection die Einzelnen zur Cholera-Erkrankung geeignet macht, oder auch, dass in einzelnen Fällen das Eindringen der Malaria in den Körper eine schon angelegte Cholera erweckt. Die Malaria hätte dann eine ähnliche Rolle, wie unverdauliche Speisen oder verdorbene Getränke. Das Sinken des Grundwassers, insofern es die Malariabildung begünstigt, würde als eine besondere, aber keineswegs als eine specifisch wirkende Gelegenheits- oder Prädispositions-Ursache zu gelten haben.

Wie mir scheint, hat eine solche Auffassung viel für sich. Insbesondere begreift man dann, dass weder Malaria, noch voraufgegangene Intermittens nothwendige Bedingungen der Cholera sind und dass, wie es ja in der That der Fall ist, Cholera-Epidemien sich entwickeln können, ohne dass irgend etwas von Malaria oder ihren Folgen nachzuweisen ist. Für diese Epidemien braucht man das Grundwasser und die Bodenfeuchtigkeit gar nicht. So hat Ilisch (Untersuchungen über Entstehung und Verbreitung des Cholera-Contagium. St. Petersburg 1866. S. 9) darauf hingewiesen, dass ein mehrere Fuss tief gefrorener und überdies mit Krusten von Eis und Schnee bis zu mehreren Zollen hoch bedeckter Boden für Luft undurchdringlich ist, dass aber in Russland unter solchen Verhältnissen schwere Epidemien vorgekommen sind. Volz (Die Cholera auf dem badischen Kriegsschausplatze im Sommer 1866. Karlsruhe 1867. S. 73) fand, dass unter Verhältnissen, welche nach Pettenkofer der Seuche günstig sind, und in Orten, in welche Einschleppung stattfand, sich keine Epidemie bildete, und umgekehrt, dass unter Bodenverhältnissen, welche eine Epidemie fast ausschliessen sollten, die heftigsten Epidemien zum Ausbruch kamen.

Intermittens aber wird von ihm unter den der Epidemie voraufgegangenen Krankheiten nicht erwähnt (S. 45).

Wenn nun Pettenkofer in seinen neueren Arbeiten weitergeht und dem Grundwasser nicht bloss eine prädisponirende und occasionelle, sondern eine essentielle Bedeutung beilegt, wenn er, um es präcise auszudrücken, der gewöhnlichen Malaria eine Cholera-Malaria gegenüberstellt, so hat diese Aufstellung in ihrer generellen Form offenbar noch weniger Richtigkeit. Für einzelne Fälle mag sie richtig sein, aber allgemeine Bedeutung hat sie schwerlich. Macpherson (l. c. p. 23) berichtet, dass auf dem Ganges die Cholera zuweilen 14 Tage lang an einzelnen Booten haftete, ohne dass dieselben in ihren hygieinischen Verhältnissen sich von anderen unterschieden, welche nicht befallen wurden, und ohne dass die hygieinischen Verhältnisse der befallenen Boote in irgend einem Grade verschieden waren während des Anfalles von denen vor und nach demselben. Aehnliche Beispiele liessen sich auch von der Spree anführen, indess verzichte ich darauf, da ich ihre Beweiskräftigkeit nicht für unzweifelhaft halte, so lange nicht das Verhalten der Mannschaft, namentlich ihr etwaiges Verweilen am Lande ganz genau festgestellt ist.

Anders verhält es sich mit den Londoner Beobachtungen über den Zusammenhang der Cholera mit schlechtem Trinkwasser. Während Pettenkofer die Bedeutung derselben von vornherein sehr gering veranschlagt hat, ist eine immer grössere Zahl von neuen Beobachtungen hinzugekommen, so dass man in London immer weniger Werth auf die Grundwasser-Theorie legt. Die Geschichte des Brunnens in Broadstreet ist durch Snow hinreichend bekannt geworden und ich komme hier um so weniger darauf zurück. als von gewichtiger Seite Zweifel über die Richtigkeit der Interpretation aufgestellt sind. Es liegt ja auf der Hand, dass gerade die Bedeutung einzelner Brunnen [1]) schwer mit Sicherheit festzustellen ist. Allein London ist in immer grösserer Ausdehnung mit Wasserleitungen versehen worden, und die Vertheilung dieses Wassers über ganze Stadttheile gestattet eine ungleich zuverlässigere Vergleichung etwaiger Wirkungen, und zwar um so mehr, als jede einzelne Lei-

[1]) Ich verweise auf Report of the gen. board of health on the epid. cholera of 1848 and 1849. p. 59. Appendix A. p. 14. Appendix B. p. 92.

tung ein mehr oder weniger abgegrenztes Gebiet, wie die Londoner Hygieinisten sagen, ihr „Wasserfeld“ hat.

Schon in der Epidemie von 1848—49 (Report of the general board of health. p. 61.) hatte das schlechte Wasser, welches von den Lambeth Water Works geliefert wurde, die Aufmerksamkeit der Behörden auf sich gezogen, weil gerade in diesem Wasserfeld die Cholera sehr ungünstig verlief. Die Lambeth Wasserwerke wurden verbessert und in der Epidemie von 1854 verhielt sich die Cholera in diesem Wasserfelde sehr viel milder, während die mit dem schlechten Wasser der Southwark and Vauxhall Company versorgten Stadttheile schwere Verluste erlitten (Sutherland Report of epidemic cholera in the metropolis in 1854. p. 46. Report of the Committee for scientific inquiries p. 42). Die Epidemie von 1866 traf ganz vorwiegend das Wasserfeld der East London Company und es wurde festgestellt, dass diese Gesellschaft in die Old Ford Works, von wo die Vertheilung des Wassers erfolgte, das unreine Wasser des Leaflusses und eines stagnirenden Reservoirs unfiltrirt eingelassen hatte (Report of the Cholera Epidemic of 1866 in England p. XXI, 60, 100. Ninth Report of the medical officer of the privy council p. 296). Die allein von dieser Wasserleitung versorgten Stadttheile hatten eine Cholera-Mortalität von 6,04—10,76 p. M., die nur theilweise von da versorgten 1,06—8,4, in den übrigen Distrikten, welche von anderen Gesellschaften Wasser erhielten, erreichte die Sterblichkeit ein Maximum von 1,18—1,95, ein Minimum von 0,08—0,28 p. M.

Sowohl der Special-Berichterstatter des Gesundheitsamtes, Radcliffe, als auch W. Farr beziehen diese Calamität auf die directe Beimischung von Cholerastühlen zu dem Wasser des Lea-Flusses, zu welcher Annahme die Thatsache passt, dass kurz zuvor an den Ufern des Flusses Choleraerkrankungen vorgekommen waren. Namentlich der letztere so verdiente Sanitätsbeamte trägt kein Bedenken, trotz der grossen Verdünnung, welche die Choleradejectionen durch das Flusswasser erfahren mussten, die Epidemie auf eine direkte Zufuhr des Cholerastoffes durch das Trinkwasser in die Häuser zu beziehen, und er sucht durch Experimente zu zeigen, bei einer wie grossen Verdünnung das Wasser noch merkbare Veränderungen durch die Beimischung von Cholerastühlen erleidet. Er berechnet, dass ein Cubikzoll Cholerastoff 15,625,000,000,000 Keime (d. h. Vibrionen) enthält, und dass ein Cholerakranker Millionen von Millionen Gährungstheilchen dem Wasser beimischen könne. Weder durch das Grundwasser, noch durch die Luft lasse sich die örtliche Begrenzung der krankhaften Einwirkungen erklären.

Sowohl die mitgetheilten Erfahrungen, als die daran geknüpften Bemerkungen sind gewiss in hohem Maasse beachtenswerth, wenngleich sich nicht verkennen lässt, dass die Interpretation keineswegs auf sicheren Unterlagen beruht. Denn auch hier ist es, wie bei dem Grundwasser, möglich, die Wirkung des (unzweifelhaft schlechten und verdorbenen) Wassers als eine bloss prädisponirende und occasionelle und nicht als eine essentielle zu betrachten. Die Epidemie in Ost-London brach zwischen dem 11. und 21. Juli aus, die Verunreinigung des Lea-Flusses soll zwischen dem 26. und 27. Juni stattgefunden haben, Wasser aus dem erwähnten Reservoir von Old Ford wurde Ende Juni und Anfang Juli in die Wasserleitung gelassen. Man sieht, die Verbindung dieser Thatsachen in der angeführten Weise ist möglich, aber immerhin nur dadurch, dass die Lücken durch eine wohlwollende Kritik nicht zu offen dargelegt werden. Ob wirklich Cholerastoff in das Reservoir kam und ob dieser Stoff concentrirt genug, um noch wirksam zu sein, durch die Wasserleitung den Häusern zugeführt wurde, ist nicht bewiesen und nicht zu beweisen.

Ich möchte eine analoge Thatsache daneben stellen, die sich jedoch nicht ähnlich deuten lässt. Am 2. Juli 1866 wurde ich durch das Berliner Polizei-Präsidium ersucht, das Wasser der städtischen Wasserleitung, welches seit einigen Tagen auffallend trübe sei, genauer zu untersuchen. Es ergab sich, dass darin eine Menge fremder Bestandtheile, namentlich frische Algen, Infusorien, Holzstückchen u. dgl. enthalten waren, und es stellte sich bald heraus, dass die Gesellschaft der Wasserwerke, wegen einer Beschädigung ihrer Filter, mehrere Tage unfiltrirtes Wasser in die Röhren geleitet hatte. Dieses Wasser wird aus der Oberspree geschöpft an einer Gegend, in welcher nur wenige und schwach bewohnte Ortschaften liegen und der Fluss eine sehr grosse Wasserfülle hat. Es liegt keine Möglichkeit vor, dass Cholerastühle in irgend nennenswerther Menge in das Wasser gekommen seien. Der erste Cholerafall in Berlin war am 7. Juni bei einem Schiffer, die zwei nächsten am 14. Juni bei Bewohnern der Stadt vorgekommen; von da ab waren, mit Ausnahme des 16., 20. und 23. Juni, täglich einige neue Fälle constatirt, doch hatte sich bis zum letzten Juni die Zahl der täglichen Fälle nicht über 27 erhoben; in der Woche vom 14. bis 30. Juni betrug die Gesammtzahl der Erkrankungen 115, die der Todesfälle 88. Am 1. Juli hob sich die Zahl der Erkrankungen plötzlich auf 48, am 2. auf 102, am 3. auf 133 und wuchs so weiter an; in der Woche vom 1. bis 7. Juli betrug die Gesammt-Erkrankung 883, die der Todesfälle 640.

Stellt man diese Thatsachen einfach neben einander, so scheint es kaum zweifelhaft, dass die schnelle Entwickelung der Epidemie mit der Zufuhr unreinen Wassers im Zusammenhang stand. Hätte die städtische Wasserleitung ein bestimmtes Wasserfeld, so wäre eine weitere Probe auf diese Argumentation zu machen. Aber die Wasserleitung versorgt in der ganzen Stadt theils einzelne Häuser, theils Häusergruppen, und am Schlusse der Epidemie ergab sich, dass von den mit Wasserleitung versehenen 5332 Grundstücken 1062 = 19,9 pCt., von den nicht mit Wasserleitung versehenen 8939 Grundstücken 2488 = 27,8 pCt. Cholera gehabt hatten (Müller a. a. O. S. 48). Eine allgemeine ungünstige Einwirkung des unfiltrirten Wassers hat also jedenfalls nicht stattgefunden; um zu ermessen, ob sie überhaupt nicht stattgefunden hat, müsste man eine specielle Untersuchung über die Zeit, in welcher die 1062 mit Wasserleitung versehenen Häuser von der Krankheit heimgesucht wurden, anstellen. Würde sich aber eine Einwirkung ergeben, so müsste man schliessen, dass das offenbar nicht durch Cholera-Dejectionen verunreinigte Wasser nur als eine occasionelle Schädlichkeit gewirkt hat.

Lassen wir die Entscheidung der hier angeregten Fragen auch einer weiteren Forschung anheimgestellt, so folgt doch aus den Londoner Erfahrungen, dass die Beschaffenheit des Trinkwassers eine überaus grosse Bedeutung für die Verbreitung der Cholera hat, und wenn diess für das Trinkwasser der Wasserleitungen gilt, so wird man wohl noch mehr geneigt sein, es für das Wasser der öffentlichen und Privatbrunnen zuzugestehen, welche so vielen Verunreinigungen, zumal in Städten mit Abtrittsgruben, ausgesetzt sind.

Es folgt ferner, dass es mindestens zweifelhaft ist, ob die Einfuhr von Cholerastühlen in Schwemmkanäle und Flüsse so unschädlich ist, wie die Vertheidiger der Canalisation behaupten. Entsteht die

Cholera durch einen organisirten Stoff, z. B. durch einen specifischen Pilz, so wird dieser durch die blosse Verdünnung nicht verändert, am wenigsten zerstört. Es würde sich dann gerade die Zweckmässigkeit einer geeigneten Desinfection des Kanalinhaltes klar ergeben.

Es folgt endlich aus jenen Erfahrungen, dass die sogenannten Sanitätswerke, wenn sie nicht gehörig angelegt und sorgsam gehandhabt und überwacht werden, für die Bevölkerung eine Quelle neuer und recht schwerer Leiden werden können. Und zwar gilt diess nicht bloss für Wasserwerke, sondern, wie ich gerade in Beziehung auf die Cholera erwähnen muss, auch für Schwemmkanäle. Einer der zuverlässigsten und erfahrensten englischen Beobachter, Professor Parkes (Ninth Report p. 244), hat für Southampton den Nachweis geliefert, dass die dortige Epidemie von 1866 ihre Verbreitung hauptsächlich dem stagnirenden, also nicht gehörig fortbewegten Inhalt der Schwemmkanäle verdankte.

Nichtsdestoweniger werden wir, indem wir den der Cholera gewidmeten Abschnitt dieser Abhandlung noch einmal überblicken, als den daraus zu ziehenden Gewinn für die Cholera-Hygieine folgende Forderungen an die öffentliche Gesundheitspflege zu stellen haben:

1) Beseitigung der Abtrittsgruben und schnelle Entfernung der Fäcalstoffe,
2) Genügende Desinfection,
3) Gute und genügend tiefe Drainirung des Bodens,
4) Sorge für reines Trinkwasser.

Ob die erste Forderung gerade durch Anlegung von Schwemmkanälen zu erfüllen ist, hängt von den Umständen ab. Die Abfuhr in wohl desinficirten Tonnen bietet eine mindestens ebenso grosse Sicherheit. —

Es erübrigt jetzt noch, von dem gewöhnlichen Typhus (dem Abdominaltyphus) zu sprechen. Seine Beziehung zu Cloakenstoffen ist schon lange in Discussion. Ich führe in dieser Beziehung eine Stelle aus Lancisi de noxiis paludum effluviis. Lib. II. (F. Ochs, Artis medicae principes de curanda febre typhode. Lips. 1830. p. 398) an: Grassabantur Romae in Leonina dicta civitate finitimisque urbis partibus febres castrenses perniciosae, ex corruptis fossarum coenosarum et cloacarum aquis oriundae inde ab initio aestatis usque ad auctumnum anni 1695. Scilicet ineunte Junio prope fossas illas coeperunt tertianae febres, primum simplices, benignae, dummodo a venae sectione medici abstinerent. Alioquin in continuas et malignas statim eae convertebantur. Mox in conspectum venerunt febres natura sua perniciosae ac pestilentes, contagione simul propagatae. Später haben sich die Beispiele gehäuft (dieses Archiv Bd. II. S. 268). In der neueren Zeit ist es vor Allen C. F. Riecke (Der Kriegs- und Friedenstyphus in den Armeen. Potsdam 1848. S. 51) gewesen, der unter Beibringung mancher literarischen Beweismittel den Typhus auf ein Cloaken- und Latrinen-Miasma zurückführte, eine Ansicht, welche seitdem namentlich von den englischen Aerzten ausgebildet und am nachdrücklichsten von Murchison in seinem bekannten Werke betont ist.

Es ist daher von ganz besonderem Interesse, aus dem englischen Berichte die Wirkung der neuen Sanitätswerke in Beziehung auf diese Krankheit zu ersehen. Die Mittheilungen von Buchanan (l. c. p. 44) lauten hier im Ganzen sehr günstig. In 9 Städten betrug die Reduction der Typhus-Sterblichkeit 52—75 pCt., in 10 erreichte sie 33—48 pCt., in Rugby war sie 10, in Carlisle 2, dagegen war die Sterblichkeit gestiegen in Chelmsford um 5, in Penzance um 6, in Worthing um 23 pCt. Der Berichterstatter erklärt diese letzteren ungünstigen Zahlen durch Mängel in der Anlage der Schwemmkanäle, welche an ihrem Ende so eingerichtet seien, dass das Abwasser in Pumpwerke aufgenommen werde in der Art, dass die Cloakengase nothwendig in den Röhren stark zusammengehalten werden. In Worthing sei es in Folge dessen vorgekommen, dass die Cloakengase nachweisbar (durch die Water-Closets) in die Häuser getrieben worden und dadurch der Ausbruch von Typhen veranlasst sei. Letztere hätten aufgehört, als man Oeffnungen in den Kanälen angebracht. Eine in mehrfacher Beziehung wichtige und lehrreiche Erfahrung! Buchanan erwähnt ausserdem anderer Typhus-Ausbrüche, eines in Morpeth und zweier (1853 und 1866) in Croydon, welche ebenfalls durch das Eindringen von Cloakengas aus den Schwemmkanälen in die Häuser bedingt waren.

Es sind das Ausnahmefälle, welche durch zweckmässige Einrichtungen vermieden werden können. Im Ganzen muss man zugestehen, dass die Erfahrungen sehr günstig sind. Buchanan stellt in erster Linie unter die günstigen Bedingungen den reichen Zufluss von gutem Wasser, jedoch führt er als Belag für die Wirkung anderer Neuerungen die Stadt Merthyr an, in der die jährliche Sterblichkeitsziffer von $21\frac{1}{3}$ per 10000 auf $8\frac{2}{3}$, also um 60 pCt. zurückging, bevor irgend eine andere erhebliche Veränderung eingeführt war, als grössere Reinlichkeit und Aufsicht.

Buhl hat in der letzten Zeit auch den Typhus mit dem Sinken des Grundwassers in Verbindung gebracht (Zeitschr. für Biologie 1865. Bd. I. S. 1), und es sind seitdem manche bestätigende Beobachtungen beigebracht. Ich habe, wie schon erwähnt, bei meinen Studien über die Aetiologie des Typhus schon vor 20 Jahren der Feuchtigkeit der Luft und des Bodens einen bestimmten Einfluss zugesprochen (dieses Archiv Bd. II. S. 278, 280) und ich war daher sehr prädisponirt, mich der Ansicht Buhl's anzuschliessen. Indess muss ich doch auch hier Vorbehalte machen. Einerseits möchte ich auch an dieser Stelle statt Grundwasser das Allgemeine, die Bodenfeuchtigkeit einsetzen; andererseits bin ich überzeugt, dass Typhus auch ohne alle Betheiligung des Bodens entstehen kann. Wir haben eben gehört, dass in England Typhusepidemien durch Gase aus Schwemmkanälen erzeugt wurden; wir wissen, dass verunreinigtes Brunnenwasser Typhus macht [1]). Es handelt sich also nicht in erster Linie um Grundwasser oder Bodenfeuchtigkeit, um Luft oder Wasser, sondern um die Verunreinigung, um das Typhus-Miasma. Ist eine genügende Quelle für die Entwickelung des Typhus-Miasma da, so kann mit oder ohne Grundwasser, mit oder ohne Trinkwasser eine Epidemie entstehen. Grund- und Trinkwasser sind ja, wie die Luft, nur Vehikel des Miasma's.

In der zu Frankfurt a. M. im vorigen Jahre geführten Debatte wies ich schon nachdrücklich darauf hin, dass es sich auch beim Grundwasser nicht um das Wasser, sondern um die Verunreinigung desselben handle, wie beim Trinkwasser. Ich machte ferner darauf aufmerksam, dass bei Typhus-Epidemien das Erkrankungsgebiet gewöhnlich kein so diffuses sei, wie bei der Cholera, wo häufig durch eine ganze Stadt die Erkrankungen zerstreut vorkommen, sondern dass sich fast immer kleine Heerde, wie ich sagte, Typhus-Inseln finden,

[1]) Neuere Beispiele bei Göttisheim (Das unterirdische Basel. 1868. S. 38) und Buchanan (Ninth Report. p. 215).

einzelne Häuser oder Häusercomplexe, dass also eine viel genauere Specialisirung der Fälle nöthig sei. Mir schien auch dies ein Argument zu sein, dass es beim Typhus viel häufiger das Trinkwasser, als die Luft und das Grundwasser sei, welches die Krankheitsstoffe führe, und dass, wenn das Grundwasser inficirt werde, dies wahrscheinlich viel früher die nächsten Trinkbrunnen erreiche und hier gewissermaassen abgeleitet werde. Wenigstens sollte man bei einer Infection, die wesentlich das Grundwasser treffe, ungleich mehr verbreitete Erkrankungen erwarten. Ich fügte ferner hinzu, dass es von vornherein sehr viel näher liege, an eine direkte Aufnahme des Krankheitsstoffes in die Digestionswege zu denken, als die Vermittelung der Respiration in Anspruch zu nehmen. Die auffällige Begrenzung der anatomischen Veränderungen auf einen tief gelegenen Abschnitt des Darms, das untere Ende des Ileum und das Coecum, scheine darauf hinzuweisen, dass eine örtliche Einwirkung des Krankheitsstoffes stattfinde, denn es seien dies gerade die Stellen, wo die Inhaltsmassen des Darms verhältnissmässig am häufigsten retardirt werden, wo also der längste Contact derselben mit der Schleimhaut stattfinde. Diese Erwägung harmonirt mehr mit der Aufnahme der Typhusstoffe durch das Trinkwasser. Allerdings kann man sich auch beim Einathmen von „Typhuskeimen" denken, dass ein Theil an der Schleimhaut der Mund- und Rachenhöhle haften bleibt und später verschluckt wird, aber dieser Theil ist wohl nur selten erheblich zu veranschlagen, zumal wenn man die Richtigkeit der Bemerkung Farr's zugesteht, dass wegen der Grösse des Luftmeeres und der weiten Zerstreuung der in dasselbe gelangenden leichten Stoffe an sich die Infection der Luft durch Miasmen immer verhältnissmässig geringer angenommen werden müsse, als die Infection des Wassers.

Wie indess bei weiterer Erforschung der Typhus-Ursachen auch die Entscheidung ausfallen möge, als praktische Aufgaben stellen sich für die öffentliche Gesundheitspflege schon jetzt die Beschaffung reinen Trinkwassers und die Beseitigung der Abtrittsgruben heraus, zu denen in Grundwasserorten noch Drainirung des Bodens hinzugefügt werden muss. Schwemmkanäle sind auch hier keine Nothwendigkeit, ja schlecht angelegte bringen sogar eine Steigerung der Calamität. Gegen Abfuhr ist an sich nichts zu sagen. —

In der Liste von Buchanan sind noch mehrere andere Krankheiten behandelt. Ich hebe daraus nur noch zwei Rubriken heraus, welche mir besonders bemerkenswerth erscheinen. Zunächst die Diarrhoe (p. 46). Diese zeigt sonderbarerweise in 12 Städten eine Abnahme, in 12 anderen eine Zunahme, und zwar in beiden Richtungen sehr hohe Zahlen. Die Abnahme ergibt Zahlen von 3 bis 75 pCt., die Zunahme Zahlen von 7 bis 220 pCt. Was soll man hieraus schliessen? Buchanan folgert eine Verbesserung; man könnte ebenso gut das Gegentheil behaupten. Und was bedeutet Diarrhoe? War es Ruhr, also eine Infectionskrankheit? Gehört nicht ein Theil davon zur Phthise? ist nicht Manches davon zum Typhus zu zählen? In letzterer Beziehung ist es gewiss nicht unwichtig, zu bemerken, dass Worthing, Penzance, Chelmsford, Carlisle, Rugby, die so viel Typhus haben, auch sämmtlich eine Zunahme an Diarrhoe-Sterblichkeit zeigen. Jedenfalls ist daraus zu folgern, dass die englische Nomenclatur noch sehr schlecht ist und dass die statistischen Zahlen noch auf sehr unsicheren Grundlagen beruhen. — Sodann erwähne ich die Rubrik Croup und Diphtherie. Der Bericht (p. 43) constatirt fast überall eine Zunahme dieser Krankheiten, und zwar während der Einrichtung oder nach der Vollendung der Sanitätswerke. An einzelnen Orten war die Sterblichkeit sehr gross und in Chelmsford betrug sie 1858—1862 6,5 p. M. der Bevölkerung. Nur in Newport fand eine Verminderung statt. Es ist dies gewiss sehr auffällig, da wenigstens die Diphtherie zu den suspecten Krankheiten gehört, bei der eine Infection nicht füglich abzulehnen ist und bei der man wohl hätte erwarten können, dass nach Reinigung der Luft und des Wassers eine Abnahme hätte eintreten sollen. —

Ich schliesse damit diese kritischen Bemerkungen, von denen ich hoffe, dass sie etwas zur Verständigung und Beruhigung der Gemüther beitragen werden. Da sie, wie ich meine, möglich objectiv gehalten sind, so werden auch die Kanalfreunde nach ihrer Prüfung wohl zugestehen müssen, dass der hygieinische Werth der Sanitätswerke um ein Erhebliches weniger allgemein, weniger sicher und weniger bedeutend ist, als der Wortlaut des englischen Berichtes und der erste Augenschein voraussetzen liessen. Erfolge und zwar wichtige Erfolge sind in vielen, jedoch nicht in allen Richtungen vorhanden, aber sie sind nicht so constant und allgemeingültig, dass man die Erwartungen der Bevölkerungen auf ein zu hohes Maass steigern sollte. Ich mache dabei noch besonders aufmerksam auf den schon von Eigenbrodt (a. a. O. S. 55 Anm. 89) hervorgehobenen Umstand, welcher die Vergleichung der allgemeinen Mortalitätslisten in England mit denen in Deutschland einigermaassen alterirt, dass man dort die Todtgebornen, welche ungefähr $\frac{1}{20}$ der Todesfälle zu betragen pflegen, nicht mitrechnet, während es in Deutschland geschieht. Dieser Unterschied ist nicht ganz so gering, wie Eigenbrodt annimmt; für Berlin berechnet sich danach die Sterblichkeit für die Zeit von 1851—1860 statt 1:37,33 auf 1:39,19 Einwohner oder statt 26,7 auf 25,5 p. M. der lebenden Bevölkerung.

Trotz dieser nothwendigen Herabminderung unserer Erwartungen auf eine Verbesserung unserer Gesundheitsverhältnisse durch Einführung eines grossen Systems von Sanitätswerken bleibt die Forderung nach reiner Luft, reinem Wasser und reinem Erdboden ein cardinales Postulat der öffentlichen Gesundheitspflege, und ich trage kein Bedenken, mich entschieden auf die Seite derer zu stellen, welche ein entschlossenes Vorgehen verlangen. Worin ich mich von den Schwemmfreunden unterscheide, ist die Ueberzeugung, dass eine ruhige Prüfung der eigenen Verhältnisse vor der Fassung endgültiger und nicht wieder zurückzunehmender Beschlüsse vorhergehen muss und dass man nicht alle Orte, grosse und kleine, sofort nach einem Schema behandeln darf. Sehe man jeden Ort auf seine besonderen Bedürfnisse an, und vergesse man nicht, dass etwas in einem Dorfe vortrefflich sein kann, was für eine Stadt und namentlich eine grosse Stadt nicht passt, und umgekehrt.

Zum Schlusse erlaube ich mir, nachdem überwiegend nur von Schwemmkanälen und Tonnen die Rede war, noch einmal und zwar besonders für kleinere Oertlichkeiten auf Moule's Erdcloset (dry-earth sewage system) hinzuweisen, für welches neuerlich aus England die Zahl der günstigen Stimmen sich zusehends mehrt, zumal seitdem die indobritische Regierung die günstigsten Berichte darüber einsendet (Medical Times and Gazette 1867. Vol. II. p. 465. 1868. Vol. I. p. 28, 68, 111, 373). Von besonderer Wichtigkeit ist eine Mittheilung von E. Hare (ibid. 1867. Vol. II. p. 696), der als General-Inspector der Hospitäler in den Districten von Agra und Lahore, sowie in Centralindien die ausgedehnteste Gelegenheit hatte, das Trockenerde-System zu prüfen, und der das glänzendste Zeugniss dafür ablegt. Möge man daher auch bei uns nicht länger zögern, endlich einmal dasselbe practischen Versuchen zu unterziehen.

Nachschrift.

So eben erhalte ich den Separatabdruck einer neuen Abhandlung von Pettenkofer, betreffend die Immunität von Lyon und das Vorkommen der Cholera auf Seeschiffen (Zeitschr. f. Biol. Bd. IV. S. 400). Es ergibt sich daraus, was ich vermuthet hatte (vgl. S. 47), dass „schon der erste Ueberblick (in Lyon) viel mehr Momente zeigt, die auf eine grosse Empfänglichkeit der Stadt für Cholera schliessen lassen, als auf das Gegentheil, eine fast vollständige Immunität." Grundwasser fehlt so wenig, als poröser Boden. Ja „im grössten Theile der Stadt findet man Untergrund-Verhältnisse, die sich in nichts von den in den schlimmsten Choleranestern unterscheiden" (a. a. O. S. 465). Pettenkofer ist daher genöthigt, andere Momente hinzuzufügen, und so kommt er zunächst auf zeitliche. Ich hoffe, dass wir uns auf diesem Wege einander nähern werden. Im Jahre 1856 (Gaz. hebd. T. III. No. 13. p. 225) sagte ich: C'est, à mon avis, envisager la question d'une façon trop exclusive que d'attribuer à un seul principe la cause prédisposante, et de ne tenir aucun compte de l'atmosphère, de l'hygiène et de l'état corporel des individus, ainsi que des autres conditions dans lesquelles se trouve leur demeure. Avons-nous le droit de reléguer complétement le genius epidemius parmi les chimères des siècles passés? Nun, Genius epidemius ist die Summe der in einer gegebenen Zeit sich darstellenden allgemeinen Krankheitsbedingungen. Pettenkofer hält sich zunächst an den wechselnden Stand des Rhone-Pegels und an das Klima. Sänke die Wassermenge der Rhone sehr bedeutend oder läge Lyon um 5 — 10 Breitengrade südlicher, so würde es nach ihm nicht mehr geschützt sein. Ich enthalte mich für jetzt einer Discussion dieser Sätze, glaube aber aus der Aufstellung derselben schliessen zu dürfen, dass Pettenkofer durch die Erfahrung dahin geleitet wird, zu erkennen, dass seine Thesis zu eng und einseitig war, um in der alten Form aufrecht erhalten werden zu können.

FSC
www.fsc.org
MIX
Papier | Fördert
gute Waldnutzung
FSC® C083411

Zeitfracht Medien GmbH
Ferdinand-Jühlke-Straße 7
99095 Erfurt, Deutschland
produktsicherheit@kolibri360.de